"おまかせうんチッチ"で実現する

気持ちよく出す排便ケア

うんこ文化センター おまかせうんチッチ
榊原千秋 編

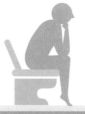

JN093166

　便秘になると薬を使って「ただ出すだけ」になっていることが多いのでは？　と疑問をもって「排便ケア」を研究し、排便ケアの新たな相談窓口"おまかせうんチッチ"を確立させたのが石川県小松市の保健師・榊原千秋さんです。今、榊原さんは排便ケアのプロフェッショナル「POO マスター」の養成システムもつくり、その普及に奔走しています。また、POO マスターとなった多くの看護師たちは、「排便ケア」が"その人"だけでなく、"地域"をも元気にすることに気づき、その重要さをあらためて感じています。
　本書は好評で入手困難になった月刊『コミュニティケア 2018 年11 月臨時増刊号』の内容を大幅に修正・追加してバージョンアップしたものです。「総論」「解説」で排便ケアのキホンを押さえ、「物語」「報告」に登場する POO マスターの実践を読んで、「排便ケア」がいかにやりがいのあるものなのかを、ぜひ実感してください。

日本看護協会出版会

"おまかせうんチッチ"で実現する 気持ちよく出す排便ケア

CONTENTS ● 目次

報告1　排便ケアのプロフェッショナル「POOマスター」の実践

Column

※本誌では薬品名などの®記号は省略しています。

気持ちよく出す
排便ケアプログラム
「おまかせうんチッチ」

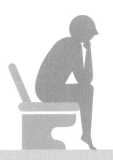

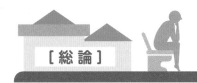
気持ちよく出す排便ケアプログラム「おまかせうんチッチ」

榊原 千秋 ○ Sakakibara Chiaki

うんこ文化センター
おまかせうんチッチ 代表
保健師・助産師・看護師

□ 愛媛県宇和島市出身。愛媛県立公衆衛生専門学校保健婦助産婦科卒業後、町役場や在宅介護支援センターの保健師、ケアマネジャーを経験し、2005年に金沢大学大学院地域・環境保健看護学分野系の助教・講師を経て、2015年に「合同会社プラスぽぽぽ」を立ち上げて独立。同時に「コミュニティスペースややのいえ」を開設し、現在に至る。1998年から2015年までNPO法人日本コンチネンス協会北陸支部支部長も務めた。同協会認定コンチネンスアドバイザー。

「おまかせうんチッチ」は、石川県小松市の保健師・榊原千秋さんが創設した「よりよい排便ケアを展開するための拠点」であり、排便ケアのプロフェッショナル「POOマスター」の養成も担う活動です。また、専門職だけでなく、一般の人も含めた全ての人に「気持ちよい排便ケア」を伝える「排便ケア」のプログラムでもあります。ここでは榊原さんが「おまかせうんチッチ」にかける思いを語ります。

「おまかせうんチッチ」と地域包括的排便ケア

◈「おまかせうんチッチ」って何？

こんにちは！　うんこ文化センター「おまかせうんチッチ」の榊原です。本書の表紙を見て、「おまかせうんチッチって何？」と思っていただいた貴方が、今、ここを読んでくださっているのですよね？　「コンチネンスケア」についてもご存じない方もいらっしゃるかもしれません。でも、大丈夫！

そんな疑問いっぱいの方にお役立ちの情報が満載なのが本書です。「今さら、うんこ？」なんて思った方にこそオススメですよ！

◈「気持ちよく出す」ためのアプローチ、気持ちよくうんちしていますか？

みなさんは、気持ちよくうんちを出せていますか？　世の中には予想を超えて「うんちを出す」ことに一生懸命で「気持ちよくうんちを出すこと」に無関心になっている人がたくさんいます。「気持ちよく出すこと」が重要視されてこなかった背景には、排泄のことを話題にすることもはばかられる社会に影響があると考えられます。家族同士ですらお互いに気持ちよくうんちしてるかどうか聞き合ったりしてはいないのではないでしょうか？

小学生のとき、朝の朝礼で「朝ごはんを食べてきましたか？」「朝、お家でうんちしてきましたか？」と手を挙げさせられたり、チェック表を書かされたりしましたね。そのことが、「毎日、うんちが出なければ、自分は異常なんだ」と思うきっかけになったという人がいらっしゃいました。

コミュニティスペース ややのいえ

［併 設 施 設］訪問看護ステーションややのいえ／
　　　　　　　ちひろ助産院／暮らしの保健室
［スタッフ数］15人［2020年10月］
［設 置 主 体］合同会社プラスぽぽ
［開 設 日］2015年5月1日

［所 在 地 等］
〒923-0945 石川県小松市末広町88
TEL：0761-48-4988
http://sorabuta.com

［施設の概要］

［総論］

気持ちよく出す排便ケアプログラム「おまかせうんチッチ」

生後2カ月の頃に便秘になって、小児科で処方された下剤を、母親から「うんちが出なくなると大変！」と保育園に行くようになっても飲み続け、ある日お腹が痛くなって便を漏らしてしまい、それ以降、保育園に行けなくなったという人がいます。その人は「自分の人生に大きく影響を与えた」と語っていました。

一方、医療や介護の現場での「排便ケア」はどうでしょう？　排便ケアは、便秘や下痢といった排便障害を抱えて困っている人との出会いから始まります。しかし、「便秘」の人や「下痢」の人がケアの対象となった途端に、「排便管理」「排便コントロール」「便出し日」といった言葉に象徴されるように、私たちの意識は「困っている人」にではなく、「排便の困り事」のほうに向かってしまいます。すると、どうでしょう。「便を出す」ことの主体性さえも、悩んでいる本人から、私たちへとスイッチしてしまうのです。

しかし、排便の主体性を私たちのものにしてしまった段階で、「気持ちよく出す」ことはめざせなくなります。当然ながら、「気持ちよく出す」の主体は"本人"しかあり得ないからです。排便は、排便をする本人のものであり、ケアする私たちのものではありません。

「排便」の主体性を本人に取り戻す！

「気持ちよく出す」ためのケアの実践においては、「排便の主体は常に本人である」と強く意識する必要があります。そのことが、大前提である

ことを確認しておきたいと思います。
「そのうんち、誰のもの？」そうご本人のもの！

排便ケアは、排便の自立を支援するためのケアなのですから。

「地域包括的排便ケア」に関わる「ややのいえ」

さて、「おまかせうんチッチ」では、地域で排泄についての相談を受けるほか、「POOマスター」という排便ケアのプロフェッショナルを養成する活動をしています。その活動拠点の1つが、石川県小松市の「ややのいえ」です。「ややのいえ」というのは、小松市末広町88番地にちなんでつけた名前ですが、赤ちゃんのことを「ややこ」ということや、ちょっと年のいったおかあさんのことを小松で「やぁや」、88を「パパ」と呼ぶことから、「赤ちゃんから高齢者までどなたでも」という意味も含んでいます。訪問看護ステーション・助産院・暮らしの保健室が1軒の民家の中に集まっていて、地域の人が気軽に立ち寄れる「コミュニティスペース」です。

「ややのいえ」の4つの理念

コミュニティスペース「ややのいえ」のめざすところは
「子どもも若者も大人も高齢者も病いや障がいを抱えても、自分らしく主体的に暮らしていくことができるよう、当事者の望みを真ん中にして、当事者や家族を含む地域の方々と多主体・多職種の医療保健福祉・教育関係者や行政や企業が協働し

図1 「地域包括的排便ケア」に取り組む「やややのいえ」と「とんとんひろば」

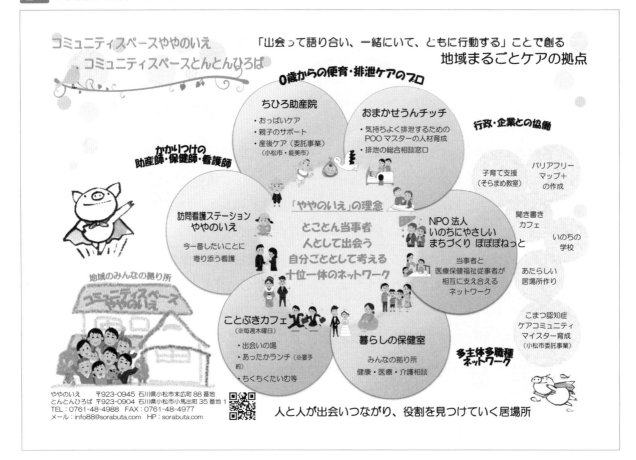

て助け合えるしくみを創造する」

ことです。そして「やややのいえ」の理念は、

「とことん当事者」

「人として出会う」

「自分ごととして考える」

「十位一体のネットワーク」

です。「今日はちゃんと、とことん当事者できた

かなあ」「人として出会えたかなあ」と、「やややの

いえ」のスタッフは、毎日、この理念に立ち戻っ

ています。

◆ 「排便ケア」で地域づくりに関わり、
　地域包括的排便ケアを実現する

　私たちは「住み慣れた地域で暮らし続けるため

に何ができるのか」というチャレンジを続けてい

ます。小松市では、2015年から「小松市認知症

ケアコミュニティマイスター」の養成事業を行っ

ています。マイスターは「認知症に対する知識・

技術を学ぶだけではなく、それを活かして地域の

ために、地域の方と連携しながら具体的アクショ

ンを起こせる人材」であり、「訪問看護ステーショ

ンやややのいえ」の訪問看護師や理学療法士もマイ

スターとなっています。

　これからは、認知症になっても安心して暮らせ

るまちづくりを目標に多主体・多職種チームで活

動することが必要で、地域でコミュニティケアの

アクションができるマイスターのような人材は

「地域づくり」の要となります。

　この「地域づくり」は看護師にとっても、大切

な視点です。そして、「地域づくり」のためには、

さまざまなアプローチの手段があり、排便ケアの

プロフェッショナル「POOマスター」も "より よい排便ケア" をめざすことで地域づくりに寄与 していくという目的も持っています。それは、ま さに「地域包括的排便ケア」といえるものと考え ています。

「コンチネンスケア」とは？

◈「コンチネンス」は気持ちのよい状態

ところで、皆さんは「コンチネンス」という言 葉を聞いたことがありますか？

「コンチネンス」(continence) とは、排尿や排 便が正常の状態のことをいいます。排泄のコント ロールがついている状態で、コントロールがつい た状態とは、漏れずにある程度ためることができ、 認められた方法で気持ちよく出せること、たとえ 漏れという障害があっても問題なく過ごすことが できる状態も含まれます。その状態のことを「ソー シャルコンチネンス」と呼びます。

つまり、「コンチネンスケア」は、その人が「コ ンチネンス」の状態になるようにケアをすること です。そして、その実践において大切なことは、「コ ンチネンスケアを楽しくやりたい」という気持ち をもつことです。

「楽しさ」は「喜び」につながります。排便の 悩みをもつ人と、ケアのプロセスを共有し、ケア の喜びを共感できることが「コンチネンスケア」 においては、とても大切になります。

◈失禁することは死よりもつらい……

いま、ストレス社会の中で、下痢と便秘を繰り 返す人は4人に1人で、その数は増加傾向にあ るといわれています。トイレに間に合わず便が漏 れる便失禁の方は全国で500万人、便秘の方は 1000万人、尿失禁を経験したことのある女性は

3人に1人で花粉症よりも多いといわれています。

これらは一般的には「下のこと」といわれる悩 みごとです。なかなか他の人には口に出せず、誰 にも相談できずに悩んでいらっしゃる方はまだま だ多いのではないでしょうか。

「JAMA Internal Medicine 176(10) 2016」の Lettersに「機能的衰弱に関する意識調査」の結 果が報告され、「死よりもつらいもの」について の結果が出されました。この研究は、米国フィラ デルフィアの大学病院で180人の重症患者を対 象に実施された前向きコホート研究（2015年7 月〜2016年3月）です。

その中で、50％以上の重症患者が「失禁は死 より悪い」と感じていることが報告されています。 「失禁は人工呼吸器をつけることや寝たきりでい ることよりもつらい」と感じられているというこ の報告を読むと、患者さんの本当のQOLについ て考えさせられます。

◈国も認めた「排泄ケア」の重要性

ここで排泄ケアに関する国の動向を振り返って みたいと思います。

2016年度の診療報酬改定で「排尿自立指導料」 が新設されました。これは下部尿路機能障害を有 する患者に対して、病棟でのケアや多職種チーム の介入による下部尿路機能の回復のための包括的 排尿ケアの評価を行うことで算定できるものです。

また、2018年には介護保険で、排泄障害等の ため、排泄に介護を要する特別養護老人ホーム等 の入所者に対し、多職種が協働して支援計画を作 成し、その計画にもとづき支援した場合の新たな 評価として「排せつ支援加算」を算定できるよう になりました。

さらに2020年度から、入院中に排尿自立支援 を加算した患者に限り、外来でも包括して「外来

「おまかせうんチッチ」創設までの道のり

❖ 便失禁による祖父の褥瘡に手も足も出ず……

私は愛媛県宇和島市津島町の生まれです。小学校2年生のときに弟が産まれ、新生児訪問に来られた町役場の保健婦が、弟の誕生を共に喜んでくれる姿に感銘を受けて、8歳で「保健婦になろう」と決めました。

そして、希望通りに津島町の保健師になりました。1983年当時、人口1万6000人の町に保健師が6人もいて、それぞれが担当地区をもって、その地域の新生児訪問から健康相談や健診後のフォロー、寝たきりの住民の訪問まで行っていました。

その頃、私の祖父も寝たきりで手足が拘縮していましたが、今のようにデイサービスも巡回入浴車もベッドのレンタルもなく、大便も小便もおむつの中にして、朝になると布団まで汚れているような毎日。大きな褥瘡もできていました。看護職でありながら手も足も出なかった当時の経験は、私が「気持ちよい排泄ケア」をめざした原点です。

❖ 日本コンチネンス協会との出会い

私が排泄ケアを深く学ぶようになったのは、石川県小松市にある社会福祉法人松寿園で在宅ケアに関わるようになった1988年頃です。当時の紙おむつは今のように品質のよいものとはいえず、尿や便がおむつから漏れることが多々ありという状況で、介護者は排泄のお世話に疲労困憊の状況でした。「よいおむつがあればどうにかなるのではないか」と思いながらも方法も手段もわからず、日々悩んでいました。

そのようなとき、石川県看護協会が主催した研修会で、NPO法人日本コンチネンス協会会長の西村かおる氏と出会いました。西村氏が語るコンチネンスケアの理念や排泄ケアのアセスメントを聞いて、当時の私は目からウロコが落ちた状態でした。そして在宅ケアの現場で「排尿チェック表」を活用してアセスメントする取り組みを始めました。

また、日本コンチネンス協会の会員になり、北陸支部を立ち上げ、一緒にコンチネンスケアを学ぶ仲間を募りました。

この頃は、コンチネンスケアが日本各地で始まりつつあった創成期で、全国のコンチネンス協会の仲間たちと何度も合宿を重ねて生まれたのが「すべての人が気持ちよく排泄できる社会をつくろう！」というコンチネンス協会の理念でした。この頃の活動で経験した「無いものを創り上げていくこと」の喜びや楽しさやワクワク感は、今の活動の原点になっています。

(榊原千秋)

排尿自立指導料」が算定できるようになりました。

排泄がよくなると、食事や動作などの改善がみられます。何よりうれしいのは、日々の暮らしに笑顔が戻ってくることです。これらの報酬や加算が新設されたのは、排泄ケアの効果が認められたからだといってよいでしょう。

気持ちよい排泄を支える「おまかせうんチッチ」

「おまかせうんチッチ」は、地域の排泄ケアの相談窓口となる事業と、排便ケアのプロフェッショナル「POOマスター」を養成する事業を総称する活動で、まさに「気持ちよく出す排便ケアプログラム」と考えています。

「おまかせうんチッチ」という名前は「うんちとおしっこ」という意味の造語で、「うんちとおしっこのことならおまかせください」という、そのままの意味となっています。

◆「気持ちよく排泄できること」を支えたい

赤ちゃんから高齢者まで、生まれてから最期の日まで、病気があっても障がいがあっても、誰もが「気持ちよく排泄できること」をサポートする地域の排泄ケアの拠点をつくりたい、と2015年に「おまかせうんチッチ」を「ややのいえ」の場に創設しました。

この5年間の間に0歳から101歳の方々にご利用いただきました。「ややのいえ」の入り口には、シンボルの「そらぶた」の大きなイラストの下に「ちひろ助産院」「暮らしの保健室」と並んで「おまかせうんチッチ」と書かれた看板が出ています。この看板だけを頼りに相談にいらっしゃる方もいます。

最近ではホームページをご覧になっての相談も増えてきました。赤ちゃんや子どもの便秘の相談も多数あります。「3カ月の赤ちゃんが5日間便が出ないのでどうにかしてください」と、おじいちゃん・おばあちゃんも含めて家族全員真っ暗なお顔でいらしたこともあります。

「トイレットトレーニングがうまくいかない」「学校でトイレに行けない」など子どもの便秘は

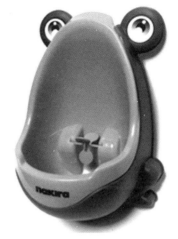

写真1　壁に吸盤でつける小便用おまる

深刻です。便器が子どもの体格に合っていないために、排便姿勢がとれず、便秘の原因となっていることも多々あります。

◆"立ちション"ができない男の子たち

近年、いわゆる"立ちション"ができない男子が増えています。これは、家庭のトイレが洋式便座に変わり、小便器がなくなったことや、世のお父さんたちも洋式便座に座っておしっこをするようになって久しくなった影響があるかもしれません。確かに、立っておしっこすると尿はねがあり、トイレを汚すのでお母さんはおかんむりかもしれませんが、私はささやかに「小便器の復活」を呼びかけています。

写真1は、壁に吸盤でつけるタイプの「立ちション用のおまる」です。おしっこが命中すると、カエルの口の部分がくるくる回るのも楽しくて、トイレットトレーニングに一役買っています。

「脱！苦痛なケア」をめざして「POOマスター」が誕生

◆苦痛なケアも仕方がない……

病院や介護施設の現場では「3日間便が出てい

なければ便秘」と判断されて下剤が処方されているのが現状です。

下剤がいったん処方されると腹痛や腹満があっても、軟便が続いていても特に評価されることなく、本人は苦痛が継続していることもめずらしくありません。

在宅ケアの現場でも、訪問看護師が行う排便コントロールの大半が、摘便・浣腸・座薬という現状です。排便ケアの現状は「とにかく出すことが重要視され、苦痛なケアも仕方がない」ことが当たり前になっています。

◆「POOマスター」の誕生

「こんな現状をどうにかしたい！」と始めたのが「POOマスター養成研修」という新たな排泄ケアの人材育成プログラムです。

「POO」は英語で「うんち」を意味します。日本で、小さな子どもがおしっこをするときに「シーシー」と言うように、海外ではうんちをするときに「プープー」といいます。つまり、POOマスターは「うんちのことをマスターした人」、誰もが気持ちよくうんちをできる方法をマスターした人ということです。

さらに、前述したように「コンチネンスケア」は気持ちよく排泄できることに導くケアのことです。このコンチネンスケアを誰にもわかりやすい言葉で表現したいと考え、「おまかせうんチッチ」が生まれました。

「おまかせうんチッチ」の当初の正式名称は「コンチネンスケア・イノベーションセンターおまかせうんチッチ」でした。この「イノベーション」には、「新しいものを創造する」という意味を込めています。その「新しいもの」とは、「新しい人材」や「新しい用品」、そして「新しい仕組み」です。

実は、地域の住民から「コンチネンスケア・イノベーションセンター」という言葉がわかりにくい、というご意見をいただき、2018年に「うんこ文化センター」に改称しました。

◆めざすは排泄ケアの「Triple-win」

「POOマスター」は、私が金沢大学大学院時代の2012年に行った介入研究を通じて生まれた新しい「排便ケアのプロフェッショナル」です。「POOマスター養成研修会」（後述）を受講・修了した方が「POOマスター」として認定されます。

「POOマスター養成研修会」（以下：研修会）は、受講生の皆さんと一緒に常に成長し、革新的でありたいと願って日々進化しています。赤ちゃんから高齢者まで、病気や障がいがあっても気持ちよく排便できることを支えるには、食事・移動・薬剤・精神的ケア・環境や福祉用具など、さまざまな視点が求められます。よりよい実践のためには「排便ケアの共通言語」をもったチームづくりが必要です。

「研修会」は、すべての人を気持ちよく排便ができるよう導くための知識や技術、望ましいケアの選択方法を学ぶカリキュラムで構成されています。

排便状態がよくなると、食事もADLもよくなり、自分らしさを取り戻すことができます。おむつの使用量が減ったり、下剤の使用量が減るなど必ず成果が上がることから本人に笑顔が生まれて満足度が向上します。そのことで家族も介護スタッフもみんなが元気になります。これは排泄ケアの「Triple-win」です。

◆「排便ケア」のネットワークは地域の 医療介護ネットワークにも活用できる

全国各地の身近な場所にPOOマスターがいて、排泄総合相談の窓口となる「おまかせうんチッチ」が必要と考えています。

図2 SSMを用いたPOOマスター養成プログラム

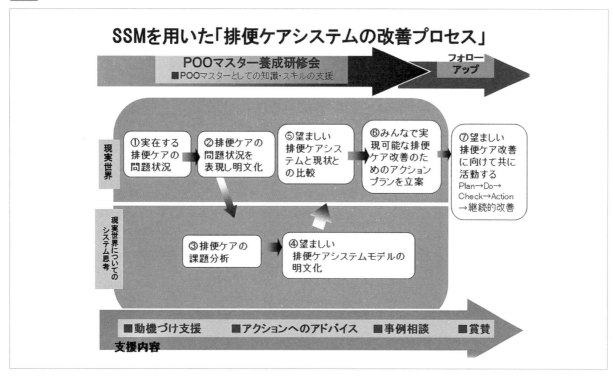

排泄課題は0歳から100歳以上まで各年代のさまざまな疾患の全ての人に起こり得る健康課題で、予防・セルフケア・医療・看護・介護・薬剤・栄養・運動・福祉用具・環境など地域包括的な要素を含んでいます。

2019年、小松市では「コンチネンスケア先進都市こまつ推進事業」がスタートしました。これは、厚生労働省が進める「在宅医療・介護連携推進事業」において、コンチネンスケアに対して包括的に取り組むもので、小松市独自の事業です。

初年度は、泌尿器科専門医・消化器内科専門医を含む医師4人、排尿自立指導のチームを持つ小松市民病院副看護部長2人、排泄ケアを専門とする金沢大学・公立小松大学の教員2人、地域包括支援センター職員2人、そして、「訪問看護ステーションややのいえ」の訪問看護師と、市内の病院に勤務する「POOマスター」も加わり、「コンチ

ネンスケア検討委員会」が設置されました（詳細は130ページColumn参照）。

また、「地域包括的排便ケアシステム」に取り組まれた石川県珠洲市では、排便ケアのネットワークが他の地域医療介護のネットワークにも活用できるという気づきがありました。

今後、全国で「POOマスター」は、地域包括ケアや在宅医療介護連携推進事業などに効果的なツールとして活用していただけるように進化していきたいと思います。

SSMを活用した「POOマスター」養成プログラムの実際

◆ソフトシステムズメソロジーの活用

「POOマスター」の養成プログラムは、ソフトシステムズメソロジー（以下：SSM）の7ステー

表1 「POOマスター養成研修会」プログラム

【1日目】	
1限目	人として出会うための自己紹介
2限目	排便ケアのワークショップ
3限目	排便のコンチネンスケア
4限目	排便ケアのアセスメント
【2日目】	
1限目	排便のメカニズム
2限目	排便障害
3限目	気持ちよい排便のための4つのポイント （食事内容・腸の動き・排便姿勢・副交感神経優位なからだづくり）
4限目	排便チェック表のアセスメント
【1カ月間の課題】	
○自分の排便チェック表を記載し提出する ○所属先の方の排便チェック表を記載しアセスメントし提出する	
【3日目】	
1限目	排便ケアのコミュニティケア
2～4限目	事例から学ぶ排便ケア
【4日目】	
1限目	POOマスターの活動紹介
2限目	排便ケア改善のための取り組み案の検討
3～4限目	アクションプランの作成・発表
【3カ月後　認定講習会】	
○排便チェック表をもとに事例を読み解くテスト ○アクションプランの実践報告会	

ジをもとに作成したものです（図2）。SSMは「問題状況を明らかにして改善するシステムを構築するために有効な方法論」といわれています。

　排便ケアの問題を確認して問題状況を明らかにし、望ましい排便ケアに気づく。その望ましい排便ケアと現状のケアを比較し、実現可能な排便ケアを改善するための計画を立案する。そして、その計画を実施し、さらに改善するという「7ステージ」で構成されています。

❖ 「人として出会う」自己紹介

　表1が「研修会」のプログラムです。連続した2日間のOFF-JTプログラムを2回、1カ月のOJTを挟んで行います。

　1日目は「人として出会うための自己紹介」か

ら始まります。この自己紹介は研修会の主軸です。「〇〇病院の看護師の〇〇さん」という専門職を超えて、自己紹介をすることに意味があるのです。

患者さん・利用者さんと「人として出会う」ことで見えてくる世界が変わります。排泄ケアは、おむつ交換や浣腸や摘便といった直接的スキルを行う前に、患者さんのこれまでの排便習慣や排便のお困りごとにどう自分で対処してきたのかといった情報収集やアセスメントが必要です。誰もが「下の世話にだけはなりたくない」と思うように、排便ケアを受ける覚悟や排便の悩みを「自分ごと」として捉えて共感できるコミュニケーション力が、排泄ケアをする人には求められます。その力を理解するためのプログラムが「人として出会う自己紹介」です。

具体的には、お互いに下記の内容を伝え合うことで、共感できるコミュニケーション力を身につけるきっかけとします。

「私の名前は　　です」
「私のことを　　と呼んでください」
「私の職場は　　です」
「私は〇〇　　です」
「私はこうみえても　　です」

❖研修内容を現場で確認するプログラム

研修中は「ニックネームで呼び合うこと」も「研修会」の特徴の1つです。受講者1人ひとりに専門職を超えて人として出会うことの意味を体感していただきます。

「排便ケアのワークショップ」では、病院や施設や在宅ケアの現場から参加する受講者間で、さまざまな場での排便ケアの課題や工夫されていることなどの現状やそれに対する自分の思いを語り合っていただきます。この「思いを明文化し共有する」ことは、SSMで最も大切な視点です。

1日目、2日目で「排便ケアのアセスメント」「排便ケアのメカニズム」「排便障害」など学びます。そこで受講者は一度、現場に戻り、3日目開催までの1カ月間の間に「排便チェック表」を記載して事例を提出していただきます。この「排便チェック表」の記載には、現場の上司や仲間に「POOマスター」の研修で学んできたことを伝えて協力を得ることが求められます。

3日目には受講者から提出された全事例を事例検討します。事例検討が終了した頃には「排便チェック表」のアセスメントに自信がついて「わかってきた」という声が聞こえます。

4日目には、排便ケア改善のために立案したそれぞれのアクションプランを発表していただきます。そこでディスカッションを行い、さまざまなアドバイスを受けることになります。

ここで受講者は再び現場に戻り、アドバイスをもとに修正したアクションプランを実践し、3カ月後の認定講習会で報告します。

このアクションプランの実践報告と排便チェック表をもとに「事例を読み解くテスト」を行い、合格点に達すると「POOマスター」として認定されます。

❖排便ケアを基軸としたコミュニティケアの実践者の育成をめざして

POOマスターの養成プログラムは、私が博士論文で成果を明らかにしたもので、世界でただひとつのオリジナルです。2014年度日本老年泌尿器科学会で学会賞、2015年度石川県革新的ベンチャービジネスプランコンテストで優秀起業家賞をいただきました。

博士論文では、3つの老人保健施設に介入しました。各施設の施設長から看護職2人、介護職2人の計4人を推薦していただき、上記のプログラ

「POOマスター」がめざしたい "便育" の展開

❖閑話休題─うんちか、うんこか？─

うんこは、いきむ声「うん」に接続詞の「こ」がついたものだそうです。また他に「阿吽」の「吽」説もあります。

これらはあくまでも作り話から生まれた民間語源とのことですが、中国仏教では大便小便を「吽」、大便小便の置き場を「吽置」と呼んでいて、奈良時代に「吽」が入ってきたときは上流言でした。鎌倉・室町時代に小さい物を表す「こ」が付け加えられたとの説もあります。

❖赤ちゃんと母親の「うんこな関係」

さて、産まれて間もない赤ちゃんにとっての排泄（うんちやおしっこをすること）は、それ以上に重要な意味を含んでいます。それは赤ちゃんにとって、母親と自分を関係づけるものであり、同時に、そこからさまざまな人生訓（社会）を学ぶからです。

赤ちゃんにとってうんちは、初めて自分がつくる生産物であり、お母さんがくれたオッパイへのお礼なのだそうです。赤ちゃんはうんちがおむつの中に出ると泣いて知らせます。相手が自分の行為をどう受け止めるのかを、このキャッチボールで確かめるわけです。つまり、「これをしたら相手はどう感じるか」といった、ある意味での人間関係（の機微）なのです。

❖子育てに活かす「うんち」のこと

フロイトによると2歳から4歳のとき、私たちは排便をすると「気持ちいい」と感じ

ることができるようになります。その時期を「肛門期」といいます。その時期の子どもにとって、うんちは自分の体と同じ存在であり「贈り物」と感じています。実際、子どもはうんちが大好きです。「うんちさん」と「さん」付けです。子どもが描くうんちの絵には、かわいい目や口がついています。

大小便のしつけはいわば、社会習慣を身につけることです。子どもにとって排泄物は「贈り物」であり、母親の賞賛を手にすることにより、健全な誇りが芽生えます。

子どもは、初め自分の排泄物が汚いということが理解できません。排泄物はその時点では、まだ、自分と同じ存在であるからです。ですから、この贈り物に、もし親が嫌悪の反応を示したら、それを見た子どもは驚き、混乱してしまいます。

ちょうどその時期がトイレットトレーニングに適した時期と重なります。トイレットトレーニングは自己発見への自然な関心を促す役目を果たします。最近、4～5歳になってもおむつの中でうんちをする子どもが増えています。おむつをはずすためには自然にまかせるのではなく促すことが大切で、子どもが自分のしたうんちを親は一緒に見てあげることも必要でしょう。

❖「便育」の大切さ

人間にとって排泄（うんちやおしっこをすること）は、摂取（食べること）に並んで大切なことです。そのため全ての人に「便育」

が必要だと私は思っています。

「便育」という言葉を初めて聞く人も多いでしょう。江戸時代、貝原益軒は養生訓の中で「五官を五官たらしめるものとして、排泄の二便と洗身が大切」と書かれています。五官は目・耳・鼻・舌・皮膚のことで五感に通じます。

「大便」は大きな便り、「小便」は小さな便りと書きます。「便育」は「うんこ出すマン」で有名な絵本作家の村上八千世さんが推奨し

てきた活動で、「大便小便をからだの調子を知らせるメッセンジャーとして捉える」という考え方です。

大便は、食べること、寝ることとリラクゼーション、運動すること、こころの健康、お薬など、生活習慣に影響を受けやすいことから、気持ちよく排便できるための「便育」は、健康づくりにコミットすることです。排便は、いい生活習慣や健康づくりの結果ともいえます。

ムを学んでいただき、その後の半年間の実践の成果をアクションリサーチしました。

ブリストルストールスケール（BSS）をもとに個々の入所者の排便状況をきちんと情報収集し、アセスメントしてケアの選択方法が施設内で統一できた結果、緩下剤や刺激性下剤の使用量が有意に減少しました。そして、入所者の満足度が向上し、スタッフの負担感は変化がなかったという成果がありました。

このようにして生まれた「POOマスター養成プログラム」では、最終的には排便ケアを基軸としたコミュニティケアの実践者の育成をめざしています。そこで大切だと思うことがあります。

これまで知識やスキルを学ぶだけでは現場の実践を改善していくことが難しいと感じてきました。そこで、それをどう改善すればいいのかを考えたときに気づいたのは「小さな成功体験」です。

「POOマスター」が学んだことを活かせば、気持ちのよい排泄ができる方が1人、2人と増えていく体験ができます。このような「小さな成功体

験」の積み重ねには、現場を元気にしていく力があります。

「おまかせうんチッチ」と「POOマスター」のこれから

◆全国に広がる「POOマスター」の仲間たち

「POOマスター養成研修会」を始めて、2020年で4年が経ちました。本書の前身である月刊『コミュニティケア2018年11月臨時増刊号』が発刊されたときには132人だったPOOマスターも、2020年11月末には387人になりました（図3）。

2020年12月現在の受講者を含めると400人を超えます。当初は看護師中心だった受講者の職種も、医師・薬剤師・保健師・助産師・理学療法士・作業療法士・言語聴覚士・管理栄養士・社会福祉士・介護福祉士・保育士・養護教諭・大学教員・研究者など多岐にわたります。今では、全国36都道府県にPOOマスターがいます。

図3　全国の POO マスター認定者

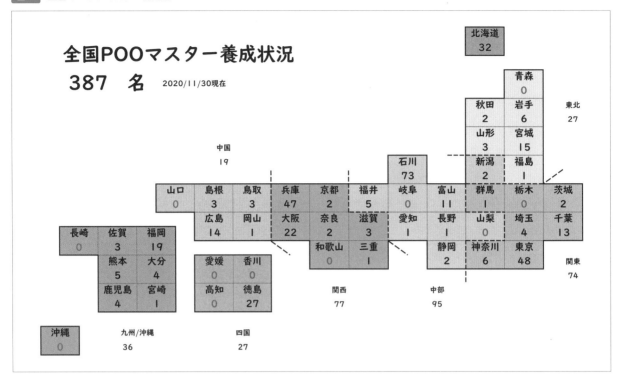

全国POOマスター養成状況
387　名 2020/11/30現在

地域	都道府県	人数
北海道	北海道	32

この全国への広がりは、POO マスターになった皆さんが「次はぜひ地元で開催したい」と仲間を集めて会場や広報をしてくださったおかげです。

この原動力は、研修会が「排便ケアの知識や技術を学ぶだけでなく、排便ケアを基軸としたコミュニティケアの人材養成をめざすプログラムにある」と、POO マスターの皆さんは語ってくれます。

◆ **セルフケアにつながる「うんチッチ相談」**

「研修会」を始めた 2016 年は、「訪問看護ステーションややのいえ」を開設した年でもあります。私にとって「排泄のことならおまかせください」と言いながら、自ら実践もできる訪問看護という場があることは、「研修会」でも大きな意味があったと思います。

また、同じ時期に始めた「うんチッチ相談」（22ページ Colamn3 参照）でも 0 歳から高齢者まで多様な排便に困難を抱える方から相談がありました。多くの方は、自分の体に起きていることについて、排便ができるまでのメカニズムを知り、「排便チェック表」を読み解き、どう対処したらいいかを一緒に考えることでセルフケアできるようになります。それでも困難を抱えた場合は、専門医につなげます。これまでに過敏性腸症候群や大腸ポリープのほか、大腸や他部位のがんなどが見つかっています。

◆ **排便ケアのためのさまざまなアイデアが**

「研修会」で学ぶことを INPUT とするなら、アクションプランの実践とその後の現場での実践は OUTPUT です。

POO マスターの理念や実践までのプロセスはオリジナルのものなので、OUTPUT したことを持ち寄り、語り合い、発表することが重要になります。POO マスターが受講できる「アドバンス

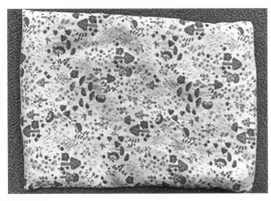

写真2　玄米ホットパック

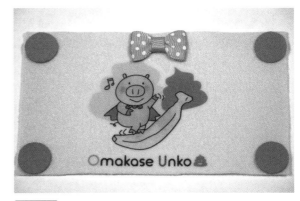

写真3　腸つぼプッシュシート

研修会」のほか「POO カレッジ」と「POO マスター事例検討会」を"POO マスターのフォローアップの機会"と捉え、OUTPUT の場として開いています。

　POO マスターの中ではおなじみになった、お腹のつぼを温めるのに黄金比の大きさの「玄米ホットパック」（写真2）や、便秘のつぼをぴたりと教えてくれる「腸つぼプッシュシート」（写真3）、おまかせうんチッチ特製の「排便チェック表」などのオリジナルグッズは、訪問看護や「うんチッチ相談」を通じたアイデアから生まれました。

◆まずは「POO 伝ジャー」にチャレンジ

　本稿を読んでいただき、少しでも「POO マスター」に興味がわかれたら、まずは、"POO 伝ジャーになれる入門コース"を受けてみてください。「1 時間コース」「2 時間コース」「1 日コース」があり、専門職だけでなく、一般の人も受けられ、排便のメカニズムや気持ちよく排便できるための生活習慣についてお話ししています。この入門コースについて、詳しくは「ややのいえ」ホームページ（136 ページ）をご覧ください。

　そして、「POO 伝ジャー」になるためには"3つの術"をマスターする必要があります。それは以下の3つです。

［術1］うんちにくわしくなる

［術2］気持ちよくうんちできるようになる

［術3］学んだことを5人以上の人に伝える

　この「POO 伝ジャー」の取り組みは、POO を通じた健康づくり、まちづくり、ソーシャルイノベーションと考えています。これまでに約7000人を超える「POO 伝ジャー」が生まれています。

新型コロナウイルス感染症に負けない「オンライン研修会」

　2018 年 11 月には、「おまかせうんチッチ」の第2の拠点となる「コミュニティスペースとんとんひろば」をオープンしました。うんちの絵本や排泄関連の本、排泄用品などを展示しています。2 階にはセミナースペースもあります。ここでは、新型コロナウイルス感染症の予防対策を整備しており、この「とんとんひろば」での研修でも、あるいはオンラインでも（後述）参加できるハイブリッド研修を行っています。

◆オンラインでも POO マスターの研修は
　可能

　2020 年 2 月末、新型コロナウイルス感染症（COVID-19）の感染拡大が深刻化してきて、次

「うんチッチ相談」の実際とオススメの絵本

❖小さな頃からの"よい排便習慣"が大切

排便困難を抱えた人から相談を受けるたびに、「あなたに、もっと早く出会いたかった」と言われます。また、"おまかせうんチッチ"のことが新聞やオンラインの記事などで紹介されると、その日のうちに全国各地から電話で相談があります。その相談の中には、入院先や入所先のスタッフの排便ケアへの無理解が原因のものも多く、「気持ちよく排便できる」ことを大切にできる専門教育の重要性を感じています。

相談を受けながら感じることは、小さな頃からの排便習慣が現在の排便困難に影響していることです。保育園や小学校での便失禁は、50年、60年経っても忘れられない経験となり、その後の人生に影響を及ぼしています。

自分のからだについてよくわかっていない人、食べたものが便になるまでのメカニズムや小腸や大腸・直腸の位置を知らない人も多く、そういう人がセルフケアできるようになるためには、からだのしくみを理解してもらうことから始めます。すると、相談者の多くは「食べたものが便にまるまでの仕組みや気持ちよく排便できるための生活習慣を、もっと小さい時から学ぶ機会を持てていたらこんなに苦労しなかったのに」と話されます。以下にそのような相談の一例を紹介します。

❖排便ケアで改善した、痔手術後の高齢者のケース

82歳男性のSさんは、「自宅の近くの美容院で、ここのことを教えてもらったよ」と電話をしてくれました。「便意もないのに、いつも便がパンツについて困っている」とのことでした。かかりつけは内科の診療所で、朝昼夕と酸化マグネシウム330mg、ピコスルファートを20滴内服されています。ここまでの話で、酸化マグネシウムの過剰摂取による軟便と予想できました。

Sさんは50歳代で何度も痔の手術をしていて便失禁がひどかったことから、便が漏れないようにさらに手術をしたそうです。そして、「便が詰まって苦しくなった経験から下剤を止めるのは怖い。でも、下剤を飲むとお腹が張ってしまって苦しい」と訴えます。

お腹を見ると、冷たく、ガスがたまっていて、まるでカエルのお腹のようにパンパンに張っていました。そこで「玄米ホットパック」（写真2）でお腹を温め、右腸骨の内側を掌で押すとツボ押しをすると、大きなグル音で腸が動き始め、大きな音でオナラが出ました。さらに腹部マッサージをすると、腸の動きを自分で感じられるようになり、「あ〜、楽になった〜」と笑顔です。左腸骨の内側から下行結腸の便を確認すると、便には触れませんでした。

続けて、お尻をホットタオルで温めながら、肛門周辺を観察すると、肛門に少量の便の付着があり、肛門周辺は、赤くただれていました。

「気持ちよく便ができたと感じることはあ

りましたか？そのときはどんなときでした
か？」と尋ねると、「金魚のフンのような細
いのがニュルニュルと出たときかなあ。最
近はそんなこともない」とのことでした。

　Ｓさんの場合、お腹の動きは、温め、ツボ
押し、お腹のマッサージで改善することがわ
かったので、玄米ホットパックを勧め、ツボ
押しとお腹のマッサージのセルフケア方法を
伝えました。肛門部周辺のただれは医師か
ら処方された軟膏があるとのことだったの
で、「排便チェック表」を渡して記載をお願
いし、1週間後にまた来てもらう約束をしま
した。

　1週間後、Ｓさんは再び相談に来ました。
「排便チェック表」を受け取り、確認すると
毎日7〜8回、ブリストルスケール（BSS）
で「7」の水様便が出ていました。「ホットパッ
ク・ツボ押し・腹部マッサージを続けたた
め、お腹の張りがなくなり、楽になった」と
のことです。

　ここで私たちは、Ｓさんの腸は動くので、
ピコスルファートは中止し、排便チェック表
を確認しながら、酸化マグネシウムの量を

BSS「5」になるように調整すること、乳酸
菌飲料でのビフィズス菌を摂取することを提
案しました。

　さらに1週間後には、酸化マグネシウム
を1回／日にし、納豆・めかぶ・山芋など
の水様性食物繊維の摂取と乳酸菌飲料を飲用
した結果、1日2回、BSS「5」の便が気持
ちよく出るようになったとのことでした。

　「玄米ホットパックを温めるために、自室
に専用の電子レンジを買ったんだよ！」と、
嬉しそうに話をしたたときのＳさんの笑顔、
最高でした！

∷ 1歳から高齢者まで楽しめる
　「うんちの絵本」

　2020年5月に、私は絵本『そのとき　う
んちは　どこにいる？』（日本看護協会出版
会）を上梓しました。この本は、「うんチッ
チ相談」に来られたＳさんのような相談者
の思いを絵本にしたものです。

　小学校低学年を対象にした絵本ですが、き
たがわめぐみさんの圧倒的な画力とリズム感
のある表現で、下は1歳から上は90歳まで
の人が読んでくれています。

第に「研修会」の受講者の現場にもジワジワと影
響が広がってきました。集合研修への参加を禁止
する医療・福祉施設も増えてきて、「研修会」の
あり方にも検討が必要となりました。

　手探りの状況の中、「研修会」のオンライン開
催にチャレンジすることにしました。折しも
2020年4月に入社した「BENジャミンＴ」こと

寺井紀裕が、オンライン開催のための手続きや機
器の整備、受講生への案内や指導など、手腕を発
揮してくれて無事開催にたどり着きました。「オ
ンラインセミナーは初めて」という方も、スター
トしてみればスムーズに受講ができていることが
確認できてホッとしました（68ページ）。

　この時期、「直接お会いして交流ができない」

というデメリットを共有した上での研修会です。一番悩んだのが「腹部マッサージ」の実技の伝え方と、「とことん当事者」「人として出会う」「自分ごととして考える」「十位一体のネットワーク」という4つの理念の伝え方でした。

そこで始めたのが「YouTubeチャンネル」です。「腹部マッサージ」については、YouTubeチャンネルにアップして動画を見ていただくことで、「繰り返し学べるのでよかった」という好評価をいただきました（136ページ）。

4つの理念は、「研修会」3日目の受講者のみなさんが1カ月のOJTで実践してきた「排便チェック表」を読み解く事例検討の方法を理念に沿ってより丁寧にできるよう検討しました。

まず、排便ケアのアセスメントの内容が集約できる事例検討用アセスメントシートと排便チェック表に改善しました。また、事前に送っていただいた事例をPDFにして画面共有することで、オンラインでも事例の共有がスムーズにいくことがわかりました。

❖「あなたのまちのPOOマスター」プロジェクト

「人として出会うための自己紹介」はオンラインでも欠かせません。名札代わりの表示をニックネームにしていただくことで親近感を持っていただけます。グループワーク機能を利用し、排便ケアの課題のワークショップやグループディスカッ

ションも可能です。全体の話し合いや質疑応答もミュートをオンにしたり、オフにしたり、工夫すればワイワイとにぎやかな場もつくれ、オンラインの可能性を感じています。

オンラインは、全国どこからでも受講可能ですので日程を選びやすいというメリットもありますが、「地域ごとに協力し合えるPOOマスターのネットワークをつくる」には一工夫が必要だと感じています。

「POOカレッジ」のゼミで話し合われた「あなたのまちのPOOマスター」プロジェクトは、全国各地にPOOマスターがいて「すべての人が気持ちよく排泄できる」ことをめざしたものです。コロナ禍が続く中だからこそ、地域ごとの排便ケアを基軸としたコミュニティケアの実践にも新しいチャレンジが必要です。そういった意味でも、全国のPOOマスターのアクションを紹介している本書が、今、刊行され、世に出ることに大きな可能性を感じています。

「あなたのまちのPOOマスター」となるためには対象者20人に1人のPOOマスターが理想的です。そこから推計すると、400万人のPOOマスターが必要です。その一歩となりますようにと願っています。

ややのいえ＆とんとんひろばサイト

http://sorabuta.com

これだけは知っておきたい！
「排便」に関する基礎知識

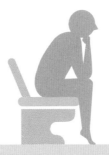

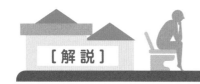

これだけは知っておきたい！
「排便」に関する基礎知識
——メカニズムから実践的ケアまで

榊原 千秋 ○ Sakakibara Chiaki

□ 略歴は8ページ参照

うんこ文化センター
おまかせうんチッチ 代表

「POO マスター」が大切にする「排便ケア」は、何よりも「その人が気持ちよく排便できる」ことです。そのためには、排便のメカニズムをしっかり理解し、医学的な知識についても押さえる必要があります。

ここでは、排便ケアに関わるときに最低限知っておきたい「排便」に関する基礎知識を、榊原さんが解説します。

「排泄」には、実に多くの日常生活動作が含まれていることをご存じですか？

具体的には図1のように、

①尿意・便意を感じる
②トイレまで移動する
③トイレや便器が認識できる
④下着をおろす
⑤便器に上手に座る
⑥排尿・排便をする
⑦後始末をする
⑧衣服をつける
⑨部屋にもどる

という一連の動作をこなしているのです。

まず、この大切なことを頭に入れておいていただいた上で、ここでは「排便の基本的なメカニズム」から「排便のアセスメントとケア」まで、これだけは知っておきたい「排便」の基礎知識を解説します。

排便のメカニズム 便ができるまで

◆大腸のはたらき

適切な「排便ケア」を行うためには、「食べたものはどのようなプロセスで便になるのか」を理解する必要があります。

食べたものは、まず胃で胃酸や消化酵素の働きで消化され、小腸に流れていきます。小腸でも消化されてブドウ糖やアミノ酸などに分解され、栄養素として吸収されます。その残ったカスや食物繊維などの食物残渣が大腸に流れていき、便のもとになります。この便がつくられるまでの働きを「消化管機能」といい、便が直腸まで下りてきて

図1 排泄に組み込まれた日常生活行動

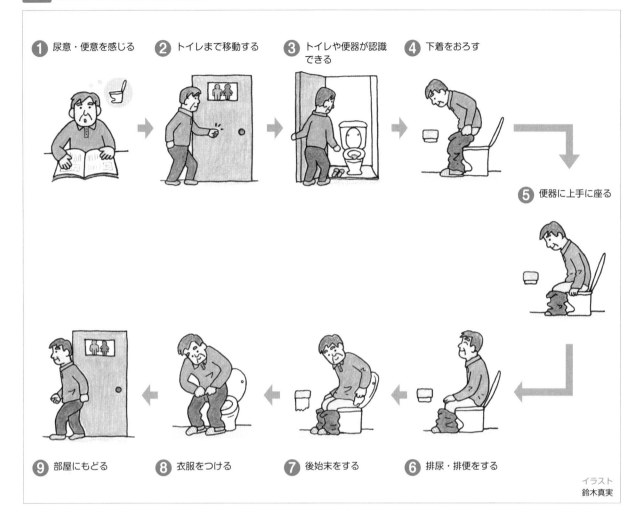

① 尿意・便意を感じる　② トイレまで移動する　③ トイレや便器が認識できる　④ 下着をおろす

⑤ 便器に上手に座る

⑨ 部屋にもどる　⑧ 衣服をつける　⑦ 後始末をする　⑥ 排尿・排便をする

イラスト
鈴木真実

からの働きを「直腸肛門機能」といいます。

消化管機能

小腸から大腸に流れてくる腸内容は、水様便のような液体の状態で流れてきます。大腸の働きは水分や電解質の吸収で、食物残渣や腸の脱落粘膜や腸内細菌をもとに、やがて固まりになり、便の形成が進みます（図2）。

便の硬さは、大腸での移動時間に相関し、早く移動すれば軟便になり、ゆっくり移動すれば硬便になります。

〈胃結腸反射〉

朝食後、夜間に空腹になった胃に食べものが入ることが刺激となって、大蠕動が起こり、結腸内に溜まっていた便が直腸に送り込まれる反応のことです。この反射が便意につながることを利用して排便に導くことができます。

直腸肛門機能

直腸は、下りてきた便を一時的に溜めて、溜まった便をしっかり排出するという働きを担っています。これには、直腸と肛門括約筋、骨盤底筋群（図3）の働き、排便姿勢が関係しています。

〈便の保持〉

直腸は腹腔内の上部直腸と腹膜外の下部直腸に分かれています。直腸の筋肉は内肛門括約筋に連なり、その外側に外肛門括約筋が重なっています。直腸と内肛門括約筋は平滑筋からできており、自

図2 腸内ロードマップ〜食べ物が便になるまで

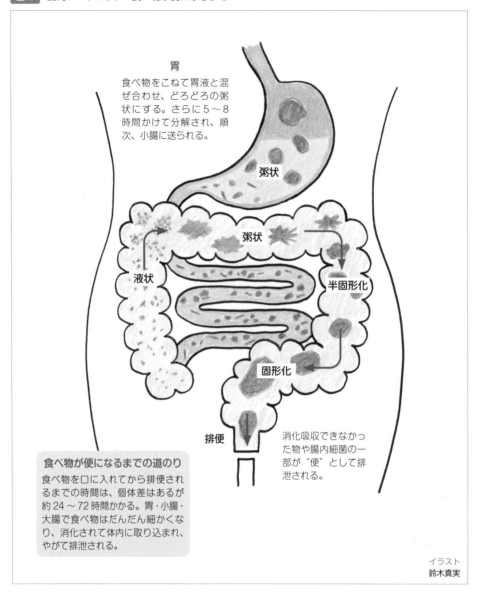

胃
食べ物をこねて胃液と混ぜ合わせ、どろどろの粥状にする。さらに5〜8時間かけて分解され、順次、小腸に送られる。

粥状

粥状

液状

半固形化

固形化

排便

消化吸収できなかった物や腸内細菌の一部が"便"として排泄される。

食べ物が便になるまでの道のり
食べ物を口に入れてから排便されるまでの時間は、個体差はあるが約24〜72時間かかる。胃・小腸・大腸で食べ物はだんだん細かくなり、消化されて体内に取り込まれ、やがて排泄される。

イラスト
鈴木真実

律神経の働きで、普段は意識しなくても肛門は閉まっています。

直腸は全長が20cmくらいあり、伸展性・柔軟性に優れていて、ある程度、便が溜まっても肛門は閉じたままです。

直腸に便が溜まることで便意を感じることができ、横紋筋である外肛門括約筋を締めて便を我慢することもできるしくみとなっています。

〈便の排出〉

私たちは、便意がない状態では、どれだけいき

んでも便を排出することはできません。便の排出には、直腸の収縮力とともに「いきむ力」が大きく関与しています。

便意がとても強いときは、腸の収縮力が優位で、ほとんどいきまなくても排便することができますが、便の硬さによっては強くいきむ必要があります。排便は、このように直腸の収縮力といきむ力のバランスで行われます。

〈骨盤底の役割〉

骨盤底の筋肉の総称を「骨盤底筋群」といいま

す。恥骨と尾骨の間を8の字を描くようにハン
モック状につながっています。尿道や肛門、女性
の場合は膣を締めるはたらきをします。

　便の排出時、この骨盤底筋群は腹圧が加わった
ときに、直腸に腹圧が伝わる支えとなる役割をし
ます。便の排出時に、腹圧は腹膜を押し下げます
が、直腸は腹膜と骨盤底筋群とで押しつぶされて
便が排出されます。骨盤底筋群は便の排出に重要
な下支えの役割を担っています。

〈排便姿勢〉

　皆さんはロダンの「考える人」をご存じでしょ
う。あの姿勢がいきみを加える方向と肛門管の軸
が一致すること、重力の助けも得られることで、
排便姿勢として有効であることが明らかになって
います。

　「おまかせうんチッチ」では「ロダン君」と親
しみを込めて呼んでいます。

　「気持ちよく排便する」ための4つの観察ポイ
ントを図4に示しました。

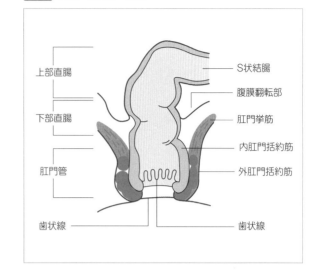

図3　直腸・肛門部の解剖

上部直腸／S状結腸／腹膜翻転部／下部直腸／肛門挙筋／内肛門括約筋／肛門管／外肛門括約筋／歯状線／歯状線

「排便障害」に注意する

　「排便障害」とは、下痢・便秘・便失禁といっ
た症状によって苦痛を伴い、社会生活に支障があ
る状態をいいます。排便障害は、食事・原疾患・
薬物・ストレスなどの影響など、さまざまな原因
が影響し合って起こることが多いです。

図4　「気持ちよく排便する」ための4つの観察ポイント

副交感神経優位	痛み・拘縮・冷感・ストレスの評価 睡眠の質、ほがらかさ
食事内容	プロバイオティクス　乳酸菌、ビフィズス菌 プレバイオティクス　食物繊維、オリゴ糖 シンバイオティクス　相乗効果
腸の動き	運動、ストレッチ、柔軟性、下剤調整 →ツボ押し、腹部マッサージ、温罨法
排便姿勢・便排出	いきみや排便姿勢の評価 骨盤底筋関連筋の評価 直腸性便秘→摘便・座薬・浣腸

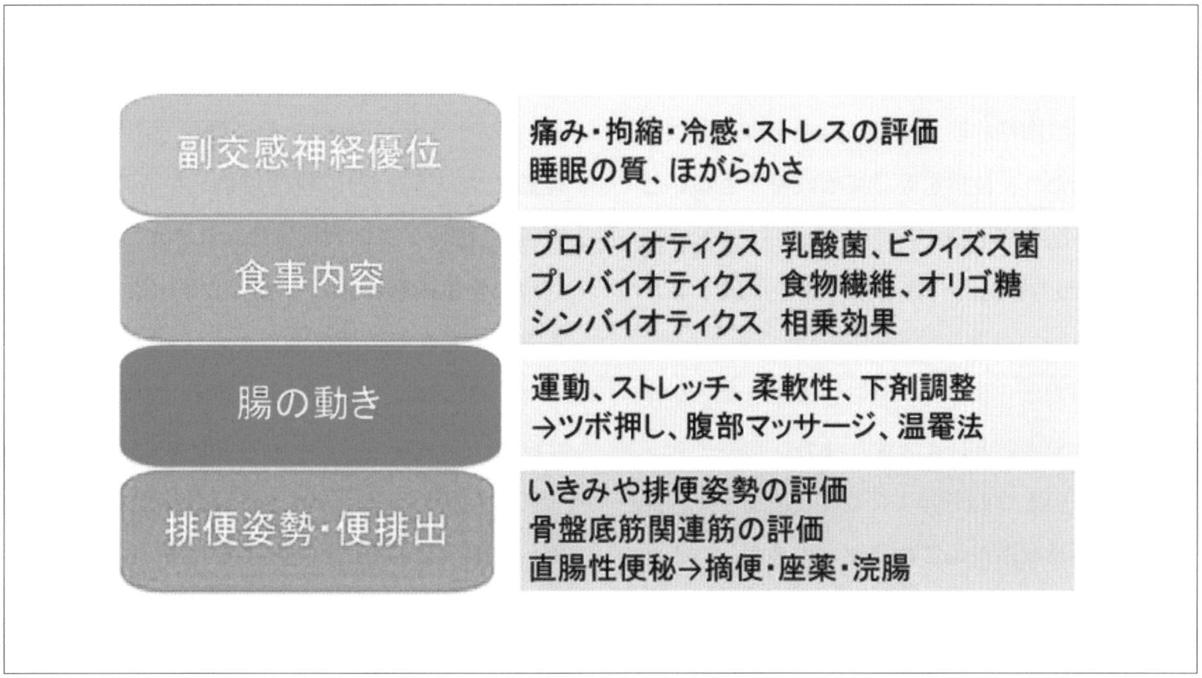

訴えや自覚症状が同じでも、原因が違えば対処方法が異なることから、食べたものが便として排出されるまでのプロセスで、どこに問題が起きているのかを理解する必要があります。

◆消化管機能障害

まず、「胃〜小腸」で発生する障害は、胃酸・消化酵素による「消化のはたらき」の問題で起こる慢性膵炎などがあります。また、「栄養素の吸収障害」によるクローン病や吸収不良症候群、そして「小腸での便の移動の問題」で癒着性イレウスなどの障害が発生します。

一方、「大腸」で発生する障害は、「大腸での吸収障害」として潰瘍性大腸炎など、「大腸での便の移動の問題」として弛緩性便秘や過敏性腸症候群などがあります。

◆直腸肛門機能障害

便の保持には、直腸と肛門括約筋が関係します。直腸の手術などによって直腸容量が縮小したり、炎症などによって直腸が硬くなると、直腸に便を十分に溜められなくなり、「頻便」や「激しい便意」といった症状に苦しめられます。

内肛門括約筋が弱くなると、いつの間にか便が漏れる「漏出性便失禁」となります。また、分娩や外傷で外肛門括約筋を損傷した場合は、間に合わずに漏れたり、便意を感じても我慢できないという症状が起きます。

「便の排出力の低下」も排便障害の要因となります。いきむ力は腹筋や横隔膜の力であるため、体力のない人はうまくいきむことができず、排便障害になりやすいといえます。また、パーキンソン病患者はいきむ力が弱くなることに加えて、排便時に不随意収縮が起こり、便を出そうといきむと、緩んでほしいはずの外肛門括約筋が逆に締まってしまうために排便障害になりやすいです。

直腸の収縮力は便が直腸まで下りてきたときに自然に排出しようとするもので、便意と関連します。つまり、便意の低下は直腸の収縮力の低下に影響します。寝たきりの方に多い「嵌入便」も便意を訴えられないためによって起こります。

脊椎損傷や二分脊椎症、陰部神経損傷などで直腸感覚が低下した場合は便意を知覚できず、直腸が収縮できなくなります。また、直腸がんの術後は、直腸そのものの機能が損なわれるため排便障害となります。脳血管障害や認知症では便意の認識に問題が起こるため、適切なタイミングでトイレに行くことが困難になります。

◆骨盤底筋の障害

骨盤底筋は腹圧の上昇とともに下降します。骨盤底筋は筋肉からなり、弱くなるといきんだ際に一定の位置より低下してしまい、直腸の下支えをすることが困難になります。重度になると直腸が反転する直腸重積や直腸瘤となり、排便困難の原因となります（図5）。

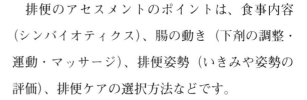

排便のアセスメント

排便のアセスメントのポイントは、食事内容（シンバイオティクス）、腸の動き（下剤の調整・運動・マッサージ）、排便姿勢（いきみや姿勢の評価）、排便ケアの選択方法などです。

特に食事内容においては「シンバイオティクス」を考えることが重要になります。シンバイオティクスとは、腸に「有用菌を届ける」プロバイオティクス（乳酸菌・ビフィズス菌）と、「有用菌を育てる」プレバイオティクス（食物繊維・オリゴ糖）を組み合わせて用いることです。このシンバイオティクスの視点から食生活の歪みを整えることで腸は元気になります。

図5 骨盤底の問題

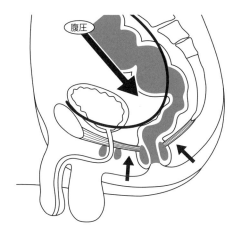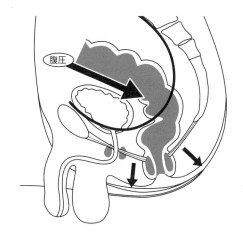

[いきみ時]

骨盤底がしっかりしていれば、下降が止まること
によって腹圧に対する支えとなる

骨盤底が弱くなると、腹圧の上昇とともに下がっ
てしまい、いきみが下部直腸まで届かなくなる
→その結果、排便困難となる

腹圧

［出典］西村かおる編：疾患・症状・治療処置別 排便アセスメント＆ケアガイド，学研メディカル秀潤社，p.20，2009.

排便障害は、さまざまな要因が影響し合ってい
ることから、消化管機能や直腸肛門機能のチェッ
クだけでなく、生活状況を確認して生活全体をア
セスメントします（図6）。

◈「問診」でのチェックポイント

問診をする際には、安心して答えられる雰囲気
が求められます。排便困難は本人にとって、具体
的に表現しづらい症状ですので、こちらからの質
問内容を的確にすることが必要です。

[主訴]

主訴を確認することがケアの第一歩となります。
その方のいちばん困っていることは何か、現状に
ついてどのように思っているのか、これから先ど
のようになりたいと思っているのかを確認します。

[排便状況]

・排便回数、便の性状と量、排便にかかる時間分
（1分以内／5分以内／それ以上○○分）

・便意の状態（便意がない／頻回に感じる／急に
感じてがまんできない）

・便失禁の有無

・排便時の痛みや出血の有無

・下剤や座薬や浣腸の使用の有無（いつから／種
類／使用量や頻度）

・食事内容（回数／量／摂取方法）

[現病歴]

発症時期や発症のきっかけ、これまでの対処方
法とその効果

[出産歴・既往歴]

出産歴、婦人科疾患、神経疾患、脳脊髄疾患、
消化器疾患、糖尿病、膠原病、泌尿器科疾患、骨
盤内疾患、甲状腺疾患など

[内服薬]

下剤、向精神薬、鎮咳薬、気管支拡張薬、利尿
薬、筋弛緩薬、麻薬、パーキンソン病治療薬、降

図6 排便のアセスメント票

排便のアセスメント票　　　　記載日　　年　　月　　日

氏名　　　　　　　　男・女　生年月日　　　　（　　歳）　**身長**　　　cm　**体重**　　　kg

家族構成

本人の困っていること

家族・スタッフの困っていること

これまでの対処方法

現病歴　　　　　　　　　　　　　　　　既往歴

要介護度　支　1　2　3　4　5　　　　認知症　無・有（ I　II　III　IV　V　M）

ご利用中の医療福祉サービス

内服している下剤（効能を記入して下さい）

その他の内服薬（効能を記入して下さい）

主食：米飯・5分粥・全粥・ミキサー　　　　副菜：普通・きざみ・ミキサー

3日間の食事内容　　　水分量　　　　　　ml　　経管栄養：内容

月日	朝食	昼食	夕食	間食	備考・量等

排泄関連動作のアセスメント（できない動作に✕をつける）尿意（有・無）便意（有・無）

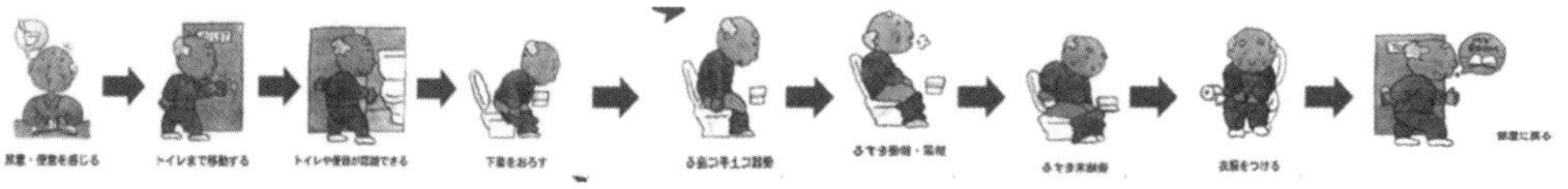

寝返り（可・要介助・不可）　　座位（可・要介助・不可）　　立位（可・要介助・不可）

排便：トイレ・PT・おむつ（　　　　　　　　　　　　　　）

移動手段　　　　　　　　排泄方法：排尿：トイレ・PT・留置カテ・導尿・パット・おむつ

身体状況（麻痺・拘縮・痛み・手術痕・腹部膨満・腸蠕動・冷感・皮膚の状況・褥瘡の有無
・痔の有無・陰部・肛門部の状況・骨盤底の状況等）

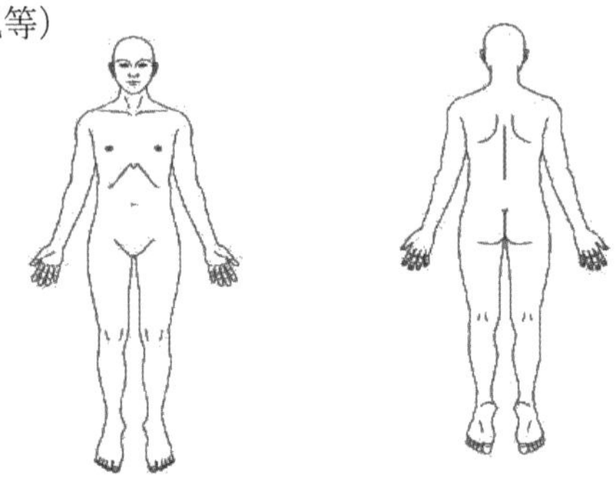

排尿状況

失禁（有・無）

排尿回数＿＿＿回/日中＿＿＿回/夜間

表1 排便チェック表

おまかせうんチッチの排便チェック表

お名前： ＿＿＿＿＿＿＿＿＿＿＿＿＿ 性別：＿男　女＿ 年齢：＿＿＿＿歳

<便の性状>

← 非常に遅い（約100時間）　消化管の通過時間　非常に速い（約10時間） →

硬便		普通便			軟便	
1	2	3	4	5	6	7
コロコロ便	硬い便	やや硬い便	普通便	やや柔らかい便	泥状便	水様便
硬くてコロコロウサギの糞状	ソーセージ状で硬い	表面にひび割れのあるソーセージ状	表面がなめらかなソーセージ状（又はとぐろを巻く）	はっきりとしたシワのある柔らかい半固形状	境界がほぐれた不定形の小片や泥状	水様で固形物を含まない液体状

1 付着
2 うさぎのふんくらい
3 うずらの卵くらい
4 鶏卵くらい
5 バナナ1本くらい
6 バナナ1本以上

<便意>
○ わかる
△ よくわからない
× わからない

注）月日は排便がない日も記載して下さい。

日付	時刻	便の性状			便の量		便意	下剤・食事・水分・生活状況等
		硬便 / 普通便 / 軟便						
／（　）	：	1 2	3 4 5	6 7	1 2 3 4	5 6		
／（　）	：	1 2	3 4 5	6 7	1 2 3 4	5 6		
／（　）	：	1 2	3 4 5	6 7	1 2 3 4	5 6		
／（　）	：	1 2	3 4 5	6 7	1 2 3 4	5 6		
／（　）	：	1 2	3 4 5	6 7	1 2 3 4	5 6		
／（　）	：	1 2	3 4 5	6 7	1 2 3 4	5 6		
／（　）	：	1 2	3 4 5	6 7	1 2 3 4	5 6		
／（　）	：	1 2	3 4 5	6 7	1 2 3 4	5 6		
／（　）	：	1 2	3 4 5	6 7	1 2 3 4	5 6		
／（　）	：	1 2	3 4 5	6 7	1 2 3 4	5 6		
／（　）	：	1 2	3 4 5	6 7	1 2 3 4	5 6		
／（　）	：	1 2	3 4 5	6 7	1 2 3 4	5 6		
／（　）	：	1 2	3 4 5	6 7	1 2 3 4	5 6		

うんこ文化センター　おまかせうんチッチ

TEL：0761-48-4988　FAX：0761-48-4977
メール：info88@sorabuta.com

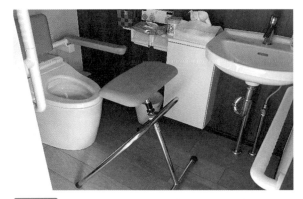

圧薬など

[日常生活動作]

　身体症状、福祉用具活用状況など

[要介護状況と利用サービス状況]

[家族環境、介護者の状況]

[住環境]

◆ 重要な「排便チェック表」

　「排便チェック表」（表1）はアセスメントの要です。「食事日誌」を合わせることで、食事内容の影響も確認できます。「ややのいえ」ホームページ（http://sorabuta.com/）のオフィシャルショップで購入できます。

　例えば、食事に価値を置いていない方で、朝・昼・夕は食パンのみという頑固な便秘の人がいましたが、「排便チェック表」と「食事日誌」を合わせて記入することが動機づけになり、食事内容に変化がみられるようになりました。

　食事についてのアセスメントは「適切な食事量が摂取できていない」「食物繊維量が少ない」「栄養のバランスが悪い」「腸を刺激する食品を過剰に摂取している」などを確認します。食事内容と量を記載してもらい、その内容を確認して便の性状や排便周期への影響をアセスメントします。

◆ 「観察」を合わせる

　「観察」を合わせることで「検査」の代わりに

なります。全身状態や精神状態、腹部の状態、肛門部や骨盤低筋群の下垂など「環境」を観察します。便秘の場合は腹痛や腹部膨満の有無を確認します。会話の受け答えからコミュニケーション能力や内容の整合性や認知の状態を確認したり、排便に対して神経質になりすぎていないか、浣腸に依存するなど排便に執着するタイプではないかなどを確認します。

[腹部の触診]

　仰向けに寝て腹部の緊張がとれた状態で行います。指先を揃えて3本の指で腹部膨満がないか、便が触れないかを確認します。

　自分の左腸骨の内側の左下腹部を触って練習することで、患者・利用者の便の有無を確認できるようになります。下行結腸に便があるときは便に触れることができます。ぜひ続けてみてください。

　腹部の聴診は、腸が動いているかどうか、その激しさも確認できます。便が出ていなくても腸の動きが良好な場合は刺激性下剤は使用しません。

[排泄動作の一連の観察]

　いきみの方向がしっかり直腸に力として伝わっているかを下腹部に手を当てて確認します。環境では、トイレまでの距離やかかる時間、手すりや便器の高さや位置などと動作の関連も確認します（写真1）。介護者のケア方法や関係性も確認します。

[肛門周囲の観察]

　痔の有無、便失禁の有無、肛門が開いていないか、いきんで肛門から直腸が出たり、直腸瘤がないかなどを確認します。肛門部をタオルで温めるなどして、観察時は羞恥心に配慮します。

　肛門内診で、肛門部の狭窄の有無、内肛門括約筋の締まり具合、外肛門括約筋の締まり具合を確認します。直腸内に便が詰まっていないか、便があった場合は、便性も確認します。嵌入便（図7）

図7 嵌入便による便失禁と対処

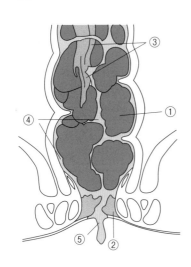

【嵌入便による便失禁】
・寝たきりや極端に運動量が少ない場合に起こりやすい
・止痢剤によってさらに悪化
・便が詰まっていることが確認されたら、出し切る処置が必要

【対処は定期的に出すこと】
・排便姿勢の確保
・便性を整えるために食事の管理

①直腸の下方に便がはまり込む
②肛門は伸展し、締まりがない
③下痢状の流動便
④便塊の隙間、直腸壁との間を伝って流れ落ちる
⑤便失禁状態

の場合は便を取り除きます。

［皮膚の状態の観察］

　肛門部に痔やおむつかぶれ・発赤はないか、褥瘡はないか確認します。紙おむつで皮膚が圧迫されていないか、皮膚がよれたり、炎症を起こしていないかも確認します。

重要な「排便チェック表」の 読み込み方

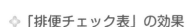

◆「排便チェック表」の効果

　「排便チェック表」を読み込むことで、排便障害の原因を推測し、対処方法を計画できます。

　「排便チェック表」は、

①排便周期を知ること

②排便障害のタイプを推測すること

③下剤やケアの効果を評価すること

④対処方法の検討に活用

⑤当事者が自分の状況に気づき、動機づけや自己
　効力感をもつこと

に役立ちます。

　排便周期がわかると「下剤を飲むタイミング」がわかるようになります。

　チームで排便ケアを行う際には、「排便チェック表」に書かれた①～⑤の情報の必要性をきちんと共通認識することや記載方法の共有が重要です。「排便チェック表」のチェック項目で情報が抜けていると活用できません。

　繰り返しますが、排便ケアのアセスメントと対処方法の選択には「排便チェック表」が必須です。「排便チェック表」なしの排便ケアはありえないと断言できます。「排便チェック表」には、ブリストルストールスケール（BSS）で便の性状を記載します。便の量は「便量モデル」を作成し、統一した客観的基準を設けて記載します。また、排便時間で出やすい時間を把握します（図8）。

　便失禁の有無や失禁の仕方によって排便障害を推測できます。その他の随伴症状では、下剤の影響で腹痛や腹満が生じていないかなどを確認します。下剤の種類と量と投与時間を記載することで、飲んだ下剤の有効性を確認できます。排便方法の記載によって対処方法の評価ができます。

図8 便の性状

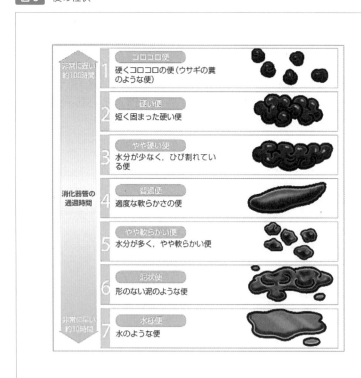

国際排便スケール
（ブリストルストールスケール）
の番号で示す

[便の性状の読み取り方]

1・2	硬便
3・4・5	普通便
6、7	軟便

図9 便秘の種類

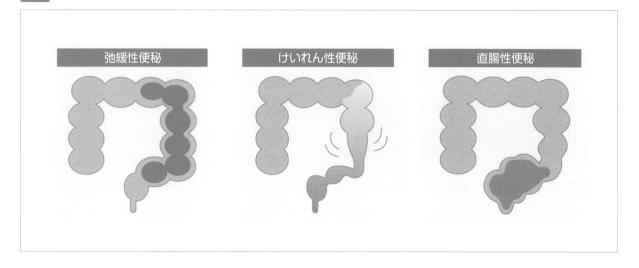

弛緩性便秘　　　けいれん性便秘　　　直腸性便秘

◆「排便チェック表」の読み取り方

BSS のタイプ「1」「2」は硬便、「3」「4」「5」は普通便、「6」「7」は軟便と考えます。数日間、排便がなくても、タイプ「3」「4」「5」の普通便が気持ちよく排便できていれば、「その人の排便周期」と考えて便秘とは判断しません。

刺激性下剤を毎日服用している人で、毎日空振りして、数日後に下痢になる場合は、下剤を使用しなくても、「その人の排便周期」で排便できる可能性があります。刺激性下剤を使用した場合は、服用した翌日に「3」「4」「5」の普通便が出るように排便周期を整えます。

寝たきりなどの高齢者で、毎回タイプ「6」「7」の軟便がおむつに付着している場合は「嵌入便」

図10 便秘に有効な食品

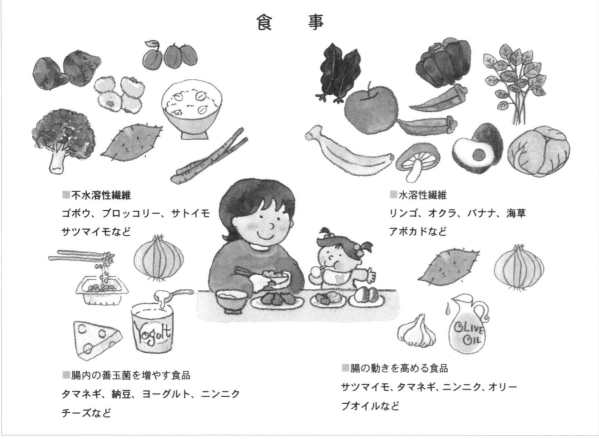

食　事

■不水溶性繊維
ゴボウ、ブロッコリー、サトイモ
サツマイモなど

■水溶性繊維
リンゴ、オクラ、バナナ、海草
アボカドなど

■腸内の善玉菌を増やす食品
タマネギ、納豆、ヨーグルト、ニンニク
チーズなど

■腸の動きを高める食品
サツマイモ、タマネギ、ニンニク、オリー
ブオイルなど

出典：おまかせうんチッチ MY own UNKO BOOK，図書出版 木星舎　46 ページ参照

（図7）を疑います。

　「便が出ない日数」ではなく、「便の性状」「排便量」「排便周期」に注目することが「気持ちよい排便」を実現するためのポイントです。

「弛緩性便秘」と「直腸性便秘」の対処方法

　次に、結腸の動きが悪い「弛緩性便秘」と、直腸に溜まった便が排出できない「直腸性便秘」を中心に対処方法の選択を考えます（図9）。

　ここでも「排便チェック表」を記載し、必ずアセスメントをして対処方法を検討し、評価することが大切です。

　まず、便秘全般について「食品」「水分」「薬」での対処について述べます。

◆便秘に有効な食品

　便性を軟らかくして腸の動きを活発にする食品を摂取し、調整します（図10）。

①不水溶性食物繊維：便のかさを増やし、腸の動きを促進します。ごぼう、玄米、たけのこ、きのこ、イモ類、豆類など。

②水溶性食物繊維：水分を吸収して便を軟らかくします。海藻、オクラ、こんにゃく、果物など。

③発酵食品：腸内細菌叢を改善します。ヨーグルト、納豆、チーズ、ぬか漬け、キムチ、味噌など。

④その他：腸蠕動運動の促進物質が含まれているものも便秘に効果があります。

　［オレイン酸］オリーブオイル

　［ヤラピン］さつまいも

図11 便の成分

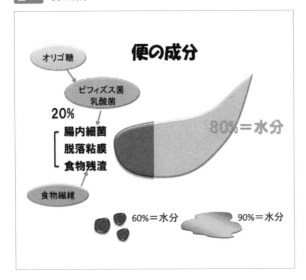

[硫化アリル] 玉ねぎ、にんにく、ねぎ

◆水分摂取について

便の成分のほとんどは水分です。よく「十分に水分を摂取しないと便秘になる」と言われますが、「水分をたくさん飲んだことで便秘が改善する」という立証は確認されていません。過剰にとった水分は尿として排出されます（図11）。

◆排便を促す薬の調整

排便を促す薬はさまざまです。大切なのは下剤を服用してタイプ「6」「7」の軟便になる場合は、下剤の種類・使用量・使用頻度等を見直すことです。その判断のためにも「排便チェック表」の記載は重要になります。

緩下剤（塩類下剤）は、大腸における水分の吸収を抑制して便を軟らかくします。刺激性下剤は、大腸の運動を亢進させて便の移動を早くして便を軟らかくします（図12）。

下剤の選択は原則として、まず整腸剤で様子をみて、次に緩下剤で便の性状を改善します。刺激性下剤の使用は「腸蠕動がない場合」です。塩類下剤の作用時間は2〜3時間、刺激性下剤の作用時間は8〜18時間と、下剤は効果が現れるま

で時間がかかり、作用時間にも差があります。作用時間を確認し、「排便チェック表」を記載した上で、便の性状がタイプ「3」「4」「5」になるように調整します（表2）。

緩下剤を使用して便がタイプ「6」「7」の軟便になる場合は、緩下剤の量を減らす、または中止します。刺激性下剤が毎日投与されてタイプ「6」「7」の軟便が4日に1回出る場合は、刺激性下剤が作用して効果があったのは、3日目の服薬のみで、1日目、2日目の下剤は不要だったという判断をします。

下剤の種類と効果について表3にまとめたので参考にしてください。

◆直腸性便秘のケア

直腸に便が詰まっていて、自力では出せないときには、座薬・浣腸・摘便・洗腸で便を直腸から取り除いてから、「排便チェック表」で排便周期を確認します。直腸診を実施して便があった場合は摘便をして、便が触れなかった場合には座薬や浣腸を行います。

◆弛緩性便秘のケア

刺激性下剤の服用状況と排便周期を「排便チェック表」で確認します。緩下剤も併用している場合は、「排便チェック表」や腹部の聴診で腸蠕動を確認しながら、排便周期に合わせた刺激性下剤の使用にとどめるとともに、緩下剤もタイプ「3」「4」「5」の普通便になるように便性を調整します。

刺激性下剤や緩下剤を使用する前に、ビフィズス菌や整腸剤、オリゴ糖、水溶性食物繊維、腸のツボや腹部マッサージ、腹筋や背筋運動等の組み合わせを試みます。

タイプ「6」「7」の軟便の場合は、直腸診で嵌入便の有無を確認します。緩下剤の見直しも行い

図12 下剤の特性

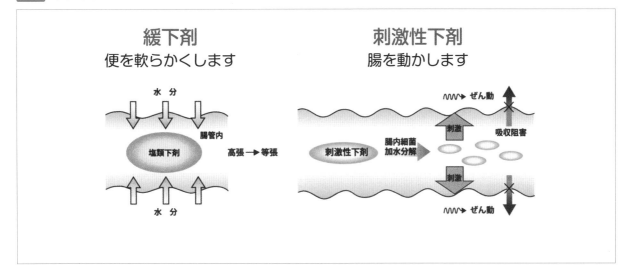

表2 下剤の作用時間

分　　類		一般名	商品名	作用時間
塩類下剤		酸化マグネシウム	カマ	2〜3
			マグミット	2〜3
			マグラックス	2〜3
刺激性下剤	アントラキノン系	センナ	アローゼン	8〜12
			プルゼニド	8〜13
		ダイオウ	大建中湯	8〜14
			セチロ	8〜15
	ジフェニルメタン系	ピコスルファートナトリウム	ラキソベロン	8〜17
		ビサコジル	コーラック	8〜18

ます。出血や大腸がんを見逃さないように便の観察をきちんと行います。

◆経管栄養による排便障害のケア

経管栄養の人の便秘の原因は、水分不足や食物繊維の不足が考えられます。水分や食物繊維を増加しても効果がない場合は、整腸剤や乳酸菌の追加やオリゴ糖などを加えて調整します。

下痢の場合は、栄養剤の投与速度が速い場合、浸透圧が高い場合、温度が低い場合、乳糖不耐症の場合、食物繊維不足、細菌感染などが考えられます。食物繊維の多い栄養剤の選択や食物繊維を追加して投与することで改善がみられます。半固形化栄養も体内での通過時間が遅くなることから改善する事例がみられます。

◆グアーガム加水分解物について

(PHGG：Partially Hydrolyzed Guar Gum)

食物繊維は、発酵性が高いほど短鎖脂肪酸産生能が促進されます。グアーガム加水分解物(PHGG)は、インド・パキスタン地方で栽培されるえんどう豆の一種「グアー豆」を材料に、非常に粘度の高い「グアーガム」を酵素分解し、粘度を低下させて食品加工したものです。

厚生労働省より規格基準型特定保健用食品に関与する成分に指定されており、腸内細菌による利

表3　下剤の種類と効果

便秘薬物の分類	便秘薬物の種類	販売名	注意事項	効果など
①プロバイオティクス	①乳酸菌	ラック B〈乳酸〉	腸内環境を善玉菌にいい環境にする。単剤もしくは多剤で、症状が改善する。	アレルギーなどなければまずは試してもいいと思われる。
	②ビフィズス菌	ビオフェルミン〈乳酸＋酢酸〉		
	③酪酸菌	ミヤ BM〈酪酸〉		
②膨張性下剤	①カルボキシメチルセルロース	バルコーゼ	消化管内で消化吸収されず、水を吸収して容量増大。過敏性腸症候群に有用との報告。	便量が少ない慢性便秘や便秘型過敏性腸症候群に対しては効果があると思われる。
	②ポリカルボフィルカルシウム	ポリフル		
		コロネル		
③浸透圧性下剤	①塩類下剤(Mg製剤)	酸化マグネシウム（日常的によく使用されている。高 Mg 血症に注意）	腸内で水分泌を引き起こすことで便回数を増加させる。耐性は認めない。	硬便に伴う慢性便秘(NTC)で効果がある。
	②糖類下剤	ラグノス NF ゼリー		
		モニラックシロップ（適応追加され新発売。小児にも使用できる）		
④刺激性下剤	①アントラキノン系	センノシド	腸内細菌や酵素により加水分解され活性体となる。大腸の筋層間神経叢に作用し大蠕動を促進させる。	短期間もしくは屯用で使用するのが正しい。
	②ジフェニール系	ビザコジル（習慣性、耐性に注意。メラノーシス）		
		ピコスルファート Na（習慣性・耐性が少ないとされる）		
⑤上皮機能変容薬	①ルビプロストン	アミティーザ（開始直後の嘔気に注意。妊婦に禁忌）	小腸のクロライドチャンネルに直接もしくは間接的に作用し、水分を分泌する。	硬便に伴う慢性便秘(NTC)で効果がある。腹痛などを伴うものはリンゼスを考慮。
	②リナクロチド	リンゼス（腹部症状のあるもの(IBS)、慢性便秘に適応）		
⑥消化管運動賦活薬	モサプリド	ガスモチン（便秘の適応はなし）	便秘型過敏性腸症候群で症状を改善との報告。直腸の収縮及び直腸内圧の上昇。	
⑦漢方薬	潤腸湯・麻子仁丸・大黄甘草湯・大建中湯・桂枝加芍薬甘草湯など		大黄はアントラキノン系であること、甘草は偽性アルドステロン症のリスクがあることなどに注意。	
⑧新規便秘薬	①胆汁酸トランスポーター阻害薬（エロビキシバット）	グーフィス	胆汁酸吸収を阻害し、水分分泌と大腸の運動亢進（他の薬は軟便化してボリュームを増やすことで蠕動が改善する）。直腸の感覚を改善する効果がある可能性。	腸管の動きの悪い慢性便秘(STC)に対しての効果が期待される。症例によっては即効性もあり。
	②ポリエチレングリコール (PEG)	モビコール	特殊組成電解質で、水溶液が機械的に腸管内を洗浄。日本では、以前より大腸内視鏡の前処置で使用されており、安全性が高い。	慢性便秘症に対して、アメリカで一番使用されている。浸透圧性下剤のエビデンスレベルのもと。

用率が高く、整腸作用に関してエビデンスがあるため、ESPEN（ヨーロッパ静脈経腸栄養学会）で推奨する唯一の食物繊維です。

PHGGは、軟便にも硬便にも効果があり、腸内フローラの改善、血糖値の上昇抑制作用も明らかになっています。

排便を促す実践的なケア

◆人為的な排便促進方法

[洗浄便座の刺激]

便意を再び感じて排便できることがあります。

[会陰や直腸の圧迫]

女性で、骨盤底筋が弱い、直腸瘤があり、排便が出しにくい場合に効果があります。

[摘便]

直腸に便が下りてきて自力で出せない場合には、直腸診をして直腸内に便があったら、腹部マッサージや肛門部の温罨法をして腸の動きを促進したり、肛門を開きやすくします。

便の性状がタイプ「4」「5」の場合は、左側臥位になってもらい、左下腹部を肛門方向に圧迫するだけで便を排出できます。

摘便で注意したいのは「便を掻き出す」のではなく、直腸に指を入れて、栓となっている便の向きを変えて出しやすくしたり、指の刺激で排便反射を誘発し、便を出しやすくすることです。図13を参照してください。

[浣腸]

座薬などで便が下りてこない場合は、微温湯やグリセリン浣腸を行います。浣腸は急激に血圧が低下したり、穿孔を起こす危険があるので慎重に行います。

液の注入は一気に入れるのではなく、10〜20

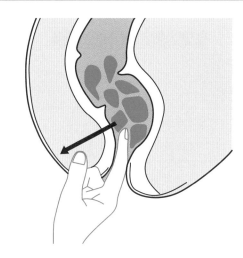

図13 摘便の仕方

【摘便】
・挿入はやさしくゆっくり
・人差し指の腹で肛門を背側へ
・「掻き出す」のではなく「引き抜き」とともに滑らせる
・指の背に乗せる
・大きな固まりは腸壁をさわらないように気をつけて崩して出す

cc入れてみて便意や直腸からの漏れがないかを確認します。便意や肛門周囲から便が漏れ出したら反射が強くなったことを示しているので、左下腹部を圧迫して便を出すようにします。

[洗腸]

洗腸は、浣腸では排便しきらない人、定期的に排便をまとめて出す周期をつくって生活する人が対象です。逆行性洗腸という方法で、肛門から座位で湯を入れます。反応が遅いと1時間以上かかったり、直腸内に残った水が後から流れ出る場合もあります。

◆温罨法

下腹部の第4腰椎周辺を温罨法すると腸が刺激されて腸の蠕動運動が活発になります。温タオルを利用する方法もありますが、「ややのいえ」の訪問看護では、玄米のホットパックを作成して活

解説

これだけは知っておきたい！「排便」に関する基礎知識

図14 排便によい腹部のツボ

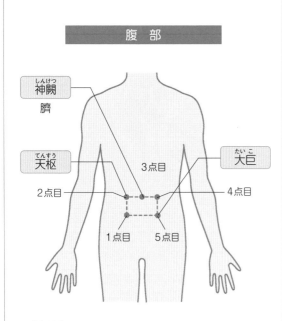

腹 部

神闕（しんけつ）
臍

天枢（てんすう）

大巨（たいこ）

3点目
2点目　4点目
1点目　5点目

【方法】
神闕：ホットパックや使い捨てカイロで温める
天枢：臍を中心に両手を重ねて回す

【時間・回数】
神闕：1日1回、食後1時間に15分程度
天枢：便意を催すまで続ける

図15 排便によい背部のツボ

背 部

左右の骨盤の最も高いところを結んだ線上で、脊椎から指幅2本分ほど外側の点

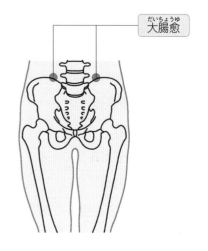

大腸愈（だいちょうゆ）

【方法】
排便前に大腸愈にこぶしを当て、グリグリとマッサージする

図16 ツボを刺激する方法

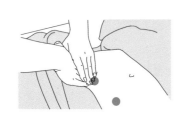

①腹部の図1点目と5点目は、手を重ね合わせ、重なり合った上の手で、ツボの位置をゆっくりと相手が「気持ちよい」と感じる程度（皮膚が2～3cm沈むぐらい）の力で、5～10秒押す

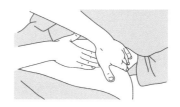

②腹部の図2点目と4点目は、一方の手で腹側のツボを上から刺激し、もう一方の手は横腹を腹側に引き寄せるようにして、2点同時に刺激する（腸の流れを考えて、横から刺激するように引き寄せる）

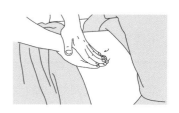

③腹部の図3点目は、臍の少し横を1点目と5点目と同じように刺激する

［図14～16の出典］
秋元さやか：便秘・下痢，がん患者の在宅療養サポートブック 退院指導や訪問看護に役立つ看護のポイント，日本看護協会出版会，p.97,2007.

用しています。

◆腹部と背部のマッサージ

便秘に効く腹部と背部のツボに関して図14、図15、図16 に示しました。

最初に臍を中心に手を置き、さするように回します。図14 の1点目、5点目が「排便のツボ」です。左下腹部と排便のツボを意識しながら、ツボを刺激しながらマッサージします。

本人が「気持ちよい」と感じるくらいの力でマッサージすることがポイントです。便がある場合は、左下腹部と排便のツボを圧迫すると軽い圧痛のような反応がみられます。

副交感神経が優位なからだづくり

最後に「気持ちよい排便」のために最も大切なことを述べます。それは「副交感神経が優位なからだづくり」です。副交換神経が優位であるかどうかを知るためには、「痛み」がないこと／「拘縮」による苦痛がないこと／「冷感」がないこと／「ストレス」がないこと／「不眠」でないことを確認します。

「副交換神経が優位なからだづくり」のためには「生活習慣のリズムを整えること」が大切です。

まず、6時間以上睡眠をとり、朝日を浴びましょう。朝日を浴びることで、セロトニンという神経伝達物質が増加し、また夜にはメラトニンというホルモンが分泌して「質のよい眠り」につくことができます。

セロトニンは「ノルアドレナリン」や「ドーパミン」と並んで、体内で重要な役割を果たしている三大神経伝達物質の1つです。人間の睡眠や食欲に大きな影響を与え、ストレスによるイライラなどを抑えて、心身の安定に関与しています。人体内には約10mg存在していて、そのうち約90％は小腸の粘膜にある「クロム親和性細胞」と呼ばれる細胞内にあります。

以上をまとめると、

「朝日を浴びること」

「適度な運動をすること」

「一定の時間に食事をとること」

「一定の時間に排便する習慣をつけること」

「呼吸や肩甲骨周辺を柔らかく保つこと」

ということになります。

これらを実践することで、私たちの身体は自然に副交感神経優位になっていきます。そして、毎日、「気持ちよく出す」ことができるようになるのです。

＊ ［解説］の図版で、図10・図12・表2・表3については、図書出版木星舎発行の『おまかせうんチッチ MY own UNKO BOOK』よりご提供いただいたものです（46ページ参照）。

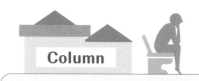

「排尿」のメカニズムと コンチネンスケア

排便障害と排尿障害はとても密接に影響し合います。便秘が原因で排尿困難になり、尿路感染症になったり、便失禁が膀胱炎の原因となったりします。排尿のメカニズムと病態を理解しておくことは排便のコンチネンスケアに重要なことです。

ここでは「排尿」のメカニズムとコンチネンスケアについて簡単に述べます。

「排尿」のメカニズム

◎泌尿器のしくみ

尿は腎臓で血液がろ過されてつくられます。その後、尿管を通って膀胱に尿が溜められ、尿意を感じると、尿道を通って排泄されます。男性と女性の下部尿路の違いを理解しておくことも必要です。

◎正常な蓄尿と排尿

私たちは、膀胱に溜まった尿が100～150mLになると尿意を感じます。しかし、300～500mLまでは十分に膀胱に尿を溜められ、それを「最大尿意」といいます。

最大尿意でも、尿はある程度、我慢できて失禁することはありません。そして、いつでも随意的に排尿を開始でき、勢いよく排尿して膀胱内に残尿はなくなります。

正常な下部尿路機能のキーワードは「低圧で蓄尿し、低圧で排尿できること」です。高圧蓄尿になると、膀胱への尿の流出が障害されて腎機能障害の原因になります。

また高圧排尿では膀胱粘膜の防御因子が破壊されて尿路感染を起こしやすくなり、腎機能障害の一因となります。

排尿のコンチネンスケアにおいて、腎機能障害による腎機能の荒廃を起こすことは、最も避けなければなりません。以下に「正常な排尿」のチェックポイントを挙げます。

☐ 尿意を感じてから30分から1時間は待てる
☐ 尿を出したい時に出せる
☐ 200～500mLの尿を30秒以内に出せる
☐ 尿を出す時に痛みはない
☐ 尿の色は「透明」から「麦わら色」で混濁がなく無菌
☐ 尿の臭いに悪臭や刺激臭がない
☐ 残尿がない
☐ 尿の回数は日中で4～7回
☐ 夜間は1回以下

排尿障害の種類

排尿障害には、「尿失禁」「頻尿」「排尿困難」があります。

◎「尿失禁」の種類と要因

尿失禁には、おなかに力が入ったときに漏れる「腹圧性尿失禁」、急な尿意を我慢できずに漏れる「切迫性尿失禁」、出にくくてあふれ出るように漏れる「溢流性尿失禁」などがあります。それぞれの尿失禁には以下のような特徴があります。

〈腹圧性尿失禁〉

くしゃみや咳、大笑い、重いものを持ち上げたり、小走りしたときなどのように、お腹に力がかかったときに思わず漏れてしまうタイプです。出産の経験がある人、肥満気味の人、更年期以降の女性に多くみられます。

〈切迫性尿失禁〉

「トイレに行きたいな」と思ったら、すぐにトイレに行かないと漏れてしまうタイプです。

〈溢流性尿失禁〉

尿がだらだらと出ている、いつもお腹に力を

入れて出している状態（腹圧排尿）で、病態的には尿閉と同じです。残尿を測定すると多量の尿がみられ、しばしば感染を起こしていることがあります。時に腎機能障害もあるので、専門医の受診が勧められるタイプです。

尿失禁のタイプには、以上のほかに、膀胱自体には問題がない「機能性尿失禁」や「心因性尿失禁」があります。尿失禁のタイプを推測して排尿ケアを選択するには「排尿チェック表」を記載する必要があります。

◎「頻尿」の要因

よく排尿障害で課題にあがるのが「頻尿」です。頻尿が起こる要因には、①膀胱炎／②過活動膀胱／③水分の摂取量が多い／④膀胱容量が小さい／⑤心因性頻尿／⑥尿崩症　などの疾患が挙げられます。

また、特に夜間頻尿の場合は、①寝る前の水分摂取／②心臓疾患、腎臓疾患などの基礎疾患／③利尿剤　などが要因として挙げられます。

特に注意が必要な頻尿は、排尿困難で膀胱内に残尿があって溢流性尿失禁と同じ要因で頻尿になっている場合です。

◎「排尿困難」で注意したい神経因性膀胱

尿が出にくい症状を「排尿困難」といいますが、男性においては「前立腺肥大症」がその要因になっていることが多いです。

また、排尿困難の症状だけではありませんが、膀胱収縮障害を起こす「神経因性膀胱」は特に注意したい疾患です。これは骨盤内の神経や脊髄や大脳などの障害が原因となる排尿障害で、心因性膀胱と混同されることがあるので、違いを理解しておくことが必要です。

排尿障害のケア

◎重要な役割をする「骨盤底筋群」

排尿障害は治療や予防が可能です。まず「尿失禁」は骨盤底筋群の緩みが原因になるので、この筋肉を鍛えることで予防することにつながります。

骨盤底筋とは、骨盤の底（下部）にある筋肉の総称で、骨盤内臓器を下から支え、排尿・排便をコントロールする役割を担っています。このハンモックのような骨盤底筋群がゆるむと、膀胱や尿道がぐらぐらして尿が漏れやすくなります。特に腹圧性尿失禁は、骨盤底筋体操で予防や改善ができます。

◎「膀胱容量」が小さい場合の訓練

「膀胱容量」が小さくて、尿が我慢できない場合は、容量を増やす訓練をするとよいでしょう。それは「尿意が来ても、少し排尿を我慢すること」です。これを続けることで、膀胱容量を少しずつ増やすことができます。

（榊原千秋）

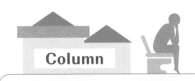

カラーで"うんこ"の図解が読める！
『おまかせうんチッチ　MY own UNKO BOOK』

◎カラーイラストで"うんこ"が見てわかる

　私（榊原）は本書の発行に先立ち、2019年9月に図書出版木星舎から『排泄ケアのプロフェッショナルを目ざす人のための　おまかせうんチッチ　MY own UNKO BOOK』（以下：MY own UNKO BOOK）を発行しました。

　この本は、A4判オールカラー48ページでボリュームはそれほどでもありませんが、イラストや写真がカラーですので、うんちの状態をはじめ"見て学べる"書籍です。

　本書『"おまかせうんチッチ"で実現する気持ちよく出す排便ケア』は2色なので、まさに2冊で完結するような関係といえるでしょう。実は本書の前身となる『コミュニティケア2018年11月臨時増刊号』も前カラーページはありましたが、本文は2色だったので、POOマスターの研修などの際には、受講された方に『MY own UNKO BOOK』も読んでいただけるようお勧めしていました。

◎一般の人にも推薦できるワークブック

　『MY own UNKO BOOK』は "「おまかせうんチッチ」とは何か"から、POOマスターのことが紹介され、「人として出会う」という理念についても解説されています。そして、ポイントをついた「排便ケア」の解説と、「排尿ケア」についても"排尿日誌"の記入例なども含めて解説しています。

　私は『MY own UNKO BOOK』の最初に「このワークブックには"MY own UNKO BOOK"という副題がついています。これをしっかり使い込むことで、文字通りあなただけのオリジ

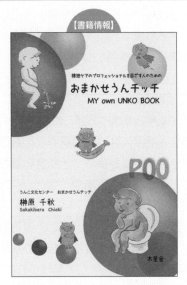

【書籍情報】

排泄ケアのプロフェッショナルを目ざす人のための
おまかせうんチッチ
MY own UNKO BOOK

榊原千秋 著
A4判／オールカラー／48ページ
定価　1500円＋税
発行：図書出版 木星舎
〒 814-0002　福岡県福岡市早良区西新 7-1-58-207
TEL：092-833-7140
http://mokuseisya.com/

ナルなワークブックになります」と書きました。例えば、排便に悩んでいる人に『MY own UNKO BOOK』に取り組んでもらえば、正しい排便ケアの知識が身についていきます。特に看護職から勧められたら「よし、やってみよう！」と思われるのではないでしょうか。

　本書と『MY own UNKO BOOK』を同時に活用して、地域に適切な排便ケアを広めていただき、子どもから高齢者までの"便育"を進めていただきたいと思います。　　　　（榊原千秋）

「ややのいえ」の
うんちを巡る人生の物語

第3章では、"おまかせうんチッチ"の最初の
拠点となった「訪問看護ステーションややのい
え」のスタッフたちが、利用者と排便ケアでつ
ながり、"その人"の「うんちを巡る人生の物語」
に触れた経験を語ります。

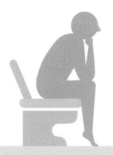

便意も尿意もなくても大丈夫
トラウマを克服したＡさん

寺西 優子 ● Teranishi Yuko

訪問看護ステーション　ややのいえ
看護師

「とんとんひろば」での出会い

◆「おしっこのほうが困っとるなあ」

　2018年11月、「コミュニティスペースとんとんひろば」（以下：とんとんひろば）が、"便育"の拠点として11月17日に小松市にオープンすることが新聞に紹介されました。オープンして3日目、69歳のＡさんは自分で車を運転して、妻と2人で「とんとんひろば」に来ました。当番のスタッフによると、車を降りてからは、両手に4点杖を持って杖を頼りに足を前後させて「とんとんひろば」にいらしたそうです。

　「新聞で見たんやけど、おしっこのことも相談にのってもらえるんけ？」

　「若い頃は市役所にいっとったんや。退職してからは町の世話やね。今もしとるよ」

　「去年の3月に線路の溝に自転車のタイヤが挟まって転んで、救急車で運ばれたんや。手足が動かんのや。頸椎損傷いわれてショックやったなあ。6番目がだめになったんや。リハビリがんばっとったんやけどなあ、うまくいかんくって、入院

中に後縦靭帯骨化症っていわれたんや。後縦靭帯骨化症って聞いたことある？　背骨の中の靭帯が骨になって脊柱管が狭もうなるらしいわ。難病やっていわれて本当にびっくりしたわ」

　家族は、妻と娘夫婦と3人の孫との同居だそうです。Ａさんは2階の寝室に階段で登っているというのには、こちらがびっくりでした。

　「うんこしたいとか、おしっこしたいとかはわからんのや。おしっこのほうが困っとるなあ。パッドに追いつかんほど出るんや。夜のほうがひどくて、朝起きたら布団までベタベタや。病気やし、しょうがないとあきらめとったけど、新聞みて何かいい方法ないかなあと思うて、ここに来たんや」と話すＡさん。

　「それではまず残尿を測りましょう」と腹部を見ると、今、トイレに行ったばかりで、残尿が180ccありました。Ａさんに、イラストを示しながら、尿ができるしくみと排尿と蓄尿のしくみ、疾患から予測できる溢流性尿失禁について説明しました。そして、「できればでいいんやけど、排尿チェック表をつけてもらえたら、もっとよくわかるんやけど……」と話して、「排尿チェック表」をお渡ししました。

◆お腹のマッサージをしてみると……

　残尿測定をしながら、腹部の膨満が気になったので聞いてみると、「便は1週間から10日くらい出んねえ。かみさんに座薬（レシカルボン座薬）

入れてもらっとるので特に困っとらんよ」とのことでした。

「お腹のマッサージさせてもらっていいですか？」と言いながら、マッサージをしてみました。するとAさんは「ちょっとトイレ行ってきてええか？」と、トイレへ向かいます。戻ってくると、なんとトイレでBSS4の立派なバナナうんちが4本も出たそうで、「すごいなあ！　びっくりやなあ！」と喜ばれました。それから間もなくして、ケアマネジャーから連絡があり、訪問看護の利用が開始になりました。

訪問看護が始まって……

◆バランスのよい食事を勧める

初回訪問でAさんは「転倒予防のために体重を落としたほうがよい」と考え、数日間、朝は食パン・卵・牛乳、昼はリンゴのみの生活をしていたそうです。しかし、腹部膨満は著明で、腸蠕動は非常に弱く、左下腹部は硬く触れました。玄米ホットパックで温罨法を行いながら腹部マッサージを行ったところ、腹部は柔らかくなりました。直腸診をすると硬便が触れ、なんと灰色と深緑色が混ざったような便がコロコロと出てきたのです。

体重は4kg減少したが気力がなくなり、運動する気もなくなっていたとのこと。「食生活の偏りにより意欲が減退しており、便性を整えるためにもバランスのよい食事が大事です」と伝えました。

◆よい排便・排尿のためのさまざまな提案

その後、主食はパンのみの食生活から白飯に戻していました。もともとかなりの偏食で食べ物は白飯と牛肉・鶏肉がメインで野菜はほとんど摂取していませんでした。野菜スープや豚汁などを

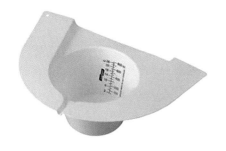

写真1　尿量を計測できる「ユーリーパン」

勧めてみましたが、どうしても気が進まず、しまいには不機嫌な様子が見られました。

直腸診をしてみるとBSS1の便が触れました。普段は妻がトイレで座薬を入れており、座薬だけ排泄されてしまうことがあるとのこと。効果的な座薬の使用方法をお伝えしました。

また、食物繊維の不足に対してはサンファイバーを1日2包、味噌汁に入れて飲用してみることとしました。また、マグミット330mgを分2から分3に増やすこととしました。排便チェック表を渡し、排便周期の観察も開始しました。

排尿に関しても、おむつに漏れたパッドを計りで測ってもらい、パッドの重さを引いて尿量を記載すること、トイレでの排尿時には「ユーリーパン」（写真）を置いて排尿量を計って尿量を確認することをお願いしました。

1週間後に訪問すると、Aさんがエクセルで作ったオリジナルの「排尿チェック表」に3日分記載されていました。そして「やっぱり溢流性尿失禁やな」と一言。

泌尿器科受診の必要性を理解してからは、訪問看護で残尿測定で確認し、夜間多尿対策のため日中横になる時間を提案しました。

◆「排便チェック表」の効果

週2回の訪問で、直腸診をして便があれば座薬を挿入し、排便の有無を確認しました。Aさんは

直腸内に便があっても便意を感じていませんでした。しかし、座薬挿入して30分ほどたつと、なんとなく便意を感じるとのこと。

排便チェック表を付け始めてから「3日排便がないと便が硬くなる」と自己分析をし、訪問看護の日以外は妻の介助で座薬を使用するようになりました。1カ月ほど経過すると、徐々に便性が改善し、座薬を3〜4日に1回使用してBSS3〜4の排便がバナナ大でみられるようになりました。しかし、腸蠕動はまだ弱く、腹部マッサージ、股関節のストレッチは継続しました。

それから2週間経過すると、「排ガスが多量にあった後に肛門に重たい感じがしてトイレに行くと排便がある」と以前の便意とは異なる代償便意を感じるようになりました。Aさんは「ガスのおつげ」と冗談を言いつつ、座薬を使用せずに自然排便できるようになったことを喜んでいました。サンファイバーが切れて4〜5日飲用しないと、便性が硬くなり、いつもより量が少なくなり、本人もサンファイバーの効果を実感しているので飲用継続としました。

それからは安定して3〜4日に1回の周期でBSS4の便がバナナ1本以上排泄できるようになりました。「いい便が出て気持ちが良かった」という感覚を繰り返すことで便意を感じやすくなり、よいタイミングで排便ができるようになったのではないかと思います。

また、Aさんは情報をもとに自身で考える力がある方だったため、排便チェック表をつけることで排便状況が“見える化”され、セルフケアができるようになりました。

冬になると、体調を崩しがちとなり、家族から胃腸炎が感染しBSS6の便が1カ月ほど続くことがありました。家族内で手洗いをする習慣がなかったということがわかり、感染予防の話をし、実践されるようになりました。その後はまた以前のよい排便状態に戻っています。

❖子どもの頃のトラウマが排便障害を起こす

訪問開始から5カ月ほどたった後に聞いたのですが、Aさんは小学生の時の授業参観日、便意をもよおしたものの先生にトイレに行きたいと言えず、我慢をしていたらクラスメイトの前で便失禁をしてしまった、という苦い思いをされたそうです。それがトラウマになり、便意を我慢しがちになり、高校生の頃には痔核・脱肛に悩まされていたとのことでした。排便が1週間ないことが当たり前になり、排便時の苦痛が非常に強かったものの、誰にも相談できなかったのです。

Aさんの排便障害は、疾患だけが要因だったわけではなく、子どもの頃からの習慣も影響していたということがわかりました。直腸に便が溜まると、脳に信号が送られて便意を感じるのですが、「約15分で感覚がわからなくなる」と言われています。便意を我慢していたり、直腸に便が溜まった状態に慣れてしまうと、便意を感じにくくなってしまうのです。

Aさんも便意を失っていましたが、自分なりに便が直腸に降りてきた感覚をつかみ、排便障害がありつつも、便意が戻ってきました。「便は汚いもの」という認識があり、他人に見せるなんて恥ずかしい、いけないものだという思いもありました。ですから、私たちがいい便が出たときに喜んでいるのを見て、とても驚いたそうです。

Aさんの口から、「子どもたちがご飯食べに行

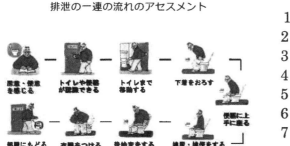

排便のアセスメント

氏名　Ａ　様　　　　性別 （男）・女　年齢 69歳　　野菜嫌いで
本人の主訴 特に困っていない　　家族やスタッフの困っていること 妻：食生活の偏りがあること
対処方法 排便困難時は 妻の介助で トイレにて 坐薬（レシカルボン）挿入していた
疾患名 頚椎損傷、後縦靱帯骨化症、神経因性膀胱、四肢不全麻痺　認知症 有・（無）
内服薬　マグミット330mg 朝・昼・夕、シロドシンOD錠4mg、ランソプラゾールOD錠15mg
主食：（米飯）・5分粥・全粥・ミキサー　　副菜：（普通）・きざみ・ミキサー　　経管：内容　　　量
排便方法：（トイレ）・P・トイレ・おむつ・その他

排泄の一連の流れのアセスメント

尿意・便意を感じる → トイレや便器が認識できる → トイレまで移動する → 下着をおろす → 便器に上手に座る
部屋にもどる ← 衣服をつける ← 後始末をする ← 排尿・排便をする

表1. 便の性状

1	非常に遅い（約100時間）	コロコロ便	硬くコロコロの便（ウサギの糞のような便）
2		硬い便	短く固まった硬い便
3		やや硬い便	水分が少なくひび割れている便
4	消化管の通過時間	普通便	適度な軟らかさの便
5		やや軟らかい便	水分が多く非常に軟らかい便
6		泥状便	形のない泥のような便
7	非常に早い（約10時間）	水様便	水のような便

月日	時	便の性状	便の量	下剤・座薬・浣腸・摘便等 処置内容	食事・水分・生活状況・特記事項
7/23		①2 3 4 5 6 7	1 2 3 ④5 6	摘便（深緑色）	ダイエットのため 食パン 卵、牛乳、リンゴ
		1 2 3 4 5 6 7	1 2 3 4 5 6		

ってくるわと言うのと同じような感覚で、トイレ行ってくる！　と気軽に言えるような環境になるといい」「子どもがハンデかかえんとトイレに行けるのがいい」「大人が手を差し伸べてやらんと」という言葉を聞いたとき、嬉しく思いました。

◆ "その人"の背景を知ることの大切さ

後日わかったことですが、野菜を食べなくなったのは、子どもの頃、祖母が食事を用意してくれることが多く、毎日のようにナスの煮浸しや大根煮が出されていたため、嫌になってしまったとのこと。ただ野菜が嫌いだったわけではなく、これも子どもの頃の思い出が影響していたのです。

ですから、頭では野菜を食べたほうがよいとわかっていても、どうしても受け入れられなかったのだなとわかりました。現在の病態を把握するだけではなく、その人の背景を知ることの大切さを痛感しました。

排便は食事や運動、睡眠など、日ごろの生活習慣の結果と言えます。気持ちよく排便できるようになるためには、下剤の調整だけではなく、生活を見直すことが重要になります。しかし、長年の生活習慣を変えることは非常に難しいことだと感じています。「いい便が出ることがどんなに気持ちがよいか」とご自身が実感することで、行動が変わり、排便障害を乗り越えていけるのではないかと思います。

最期のときにバナナうんちで
気持ちよく逝かれたBさん

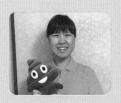

大久保 咲貴。Okubo Saki
訪問看護ステーション　ややのいえ
看護師

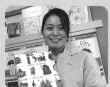

池上 暁。Ikegami Aki
訪問看護ステーション　ややのいえ
看護師

2019年7月、訪問看護ステーション「ややのいえ」の大家さんであるSさんから母親であるBさんが「足を骨折して入院した」と連絡がありました。Bさんは隣町の加賀市動橋町で、若い頃から家業の醤油店を営み、つい最近まで自動車で配達をしていて町じゅうを駆け回っていました。

Bさんは左下肢大腿骨骨折で、手術後、歩行器で歩けるまでに回復したのですが、入院中に病院にいるのがわからなくなったり、せん妄症状が出て、認知症の診断が出ました。

一方、Sさんからは驚きの声が……。

「聞いて〜、家の中整理してたら出てくる出てくる、引き出しのあっちこっちから便秘薬が！3年くらい前からひどい便秘で困っとったらしくて、びっくりしたー。母ゆうたら"人より腸が長いようやわ。1週間出んこともあったよ。隣の商店で薬買って飲んでは出しとったんや"って言うんでびっくりしたわ」

Bさんは85歳、夫が10年前に亡くなってからは1人暮らしです。近所に次男夫婦、隣町に長女夫婦と孫が5人いて、みんなで食事に行ったり、いつも誰かのお世話をしているお母さんでした。

9月の中頃のこと、Sさんから「病院から退院の話が出たんやけど、認知症もあるらしくて、動橋の家に帰れるやろうか？　母は家に帰りたいって言ってるの。どうにかかなえてあげたいと弟とも相談しとるんです。退院が決まったら、ややさん（ややのいえ）に訪問看護に入ってもらいたいと思っとるんやけど大丈夫？」と連絡があり、「もちろん！」と返事をしました。

排便をよくする具体的なケア

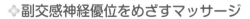

◆副交感神経優位をめざすマッサージ

10月に退院したBさんは、デイサービスにも通うようになりました。訪問看護では、日常生活動作の維持・改善のための訪問リハビリ、体調確認と内服薬管理をすることになりました。退院直後のBさんは住宅改修等で大きく様変わりした自宅にやや混乱された様子がありましたが、徐々に慣れて落ち着いてきました。

訪問看護では、近日の排便や食事について聞い

たり、腹部を中心に全身の状態を確認したりしました。あるときには、前日に排便はあったそうですが、腹部は全体的に硬く、下行結腸に便が触れ、軽い圧痛があり、腸蠕動は非常に微弱でした。

薬は「お薬カレンダー」を使って忘れずに飲むことができており、食事も配食弁当や家族や友人の差し入れだけでなく、妹さんが持ってきた野菜を調理することもあり、食べられていました。

これらのことから、前日の排便や排ガスが不十分であった可能性があると考えました。そこで、看護師と理学療法士の訪問時に、腹部マッサージと股関節や腰部、臀部〜下肢のマッサージやストレッチを行うことで筋緊張を和らげ、痛みの緩和をはかって、副交換神経優位になるように試みました。腹部マッサージ後、Bさんは軽い便意を感じるようでした。

◆「排便チェック表」記入の依頼

退院後1カ月を過ぎ、Bさんは周囲の助けを借りながらも、新しい生活に慣れてきました。そこで「今なら排便チェック表を付けることができる」と考え、記載をお願いすることにしました。

Bさんに排便チェック表の記載方法を説明すると初めは戸惑う様子があったので、「排便のあった日に印をつけるだけでもよい」「忘れても構わない」と伝え、まずは「排便チェック表」に慣れていただけるようにしました。

すると、周りの心配をよそに、次の訪問時に確認してみると、ブリストル便性スケール（BSS）や排便量までしっかり書かれていました。その後も記載を忘れたり、話していることと違う便性状が記載されたスケールのときもあったりしましたが、その際はBさんと話しながら適宜修正しました。家族もトイレにBSSの表を貼ってくれるなど協力してくれました。

◆排便チェック表を活用した薬の調整

排便チェック表を付け始めて1カ月の経過を見てみると、周期は3〜7日、BSSで便の性状が1〜4、量が2〜5の排便でした。周期が短いときは1回の便量が2〜3と少ない傾向にありました。排便周期が長いことがわかったので、毎日、眠前に内服していたセンノシドは不要と判断し、排便周期や訪問時の腹部状態に合わせてセットすることにしました。

もともと、センノシドは屯用薬として処方されていたため、排便チェック表を見ながら看護師が調整することにしたのですが、数年来、下剤を頼りにしてこられたBさんは、毎日飲んでいたセンノシドがなくなることに不安があったと思います。そのため、排便チェック表を用いて毎日の内服が不要であることを説明するとともに、全く飲まないのではなく、排便周期に合わせて効果的と思われる日にお薬カレンダーにセンノシドをセットすることにしました。実際に、Bさんは、毎日、センノシドを内服しなくても、排便周期や便性状、腹部状態に変化は見られませんでした。これらの経過をBさんと一緒に振り返り、納得してもらいながらさらに薬の減量を進め、翌月からセンノシドの処方は不要となりました。

◆「水溶性食物繊維」の導入

同時にサンファイバー（水溶性食物繊維）を導入しました。食事内容のバランスや食事量はよかったのですが、便性状が硬めで改善の余地があると思われたので、1カ月試してみることになったのです。Bさんには1日1包飲用することを伝えましたが、忘れてしまうこともあるため、昼の内服薬とともにお薬カレンダーへセットしました。そうすることで、継続して飲んでくれるようになりました。

冬季に入り、下肢の痛みが増強していたことも
あり、やや硬めの便のこともありましたが、以前
は7日出ないことも普通であった排便が、3〜5
日に1度、おおよそBSS4-5の普通便でみられ
るようになりました。「今日は嬉しいことがあり
ました。便がすっきり出ました」と書かれていた
り、「楽〜に出て気持ちよかったし（排便チェッ
ク表に）書いたはずやわ」「うんこが出るように
なって、本当に楽になった」と話をしてくれるよ
うになりました。

がんの発症から自宅療養へ

❖「お父さんみたいにこの家で逝けたらいい」

2020年2月、便秘や硬便がよくならないこと
が続きました。検査の結果、胆嚢がんで多発転移
（リンパ節転移）を指摘されました。Bさんは「手
術してまで生きようと思とらん。家で過ごしたい。
お父さん（夫）はこの家で生まれて逝った。お父
さんみたいにこの家で逝けたらいい」と思いを
はっきり語り、家族は本人の思いを尊重して積極
的治療は行わないこととなりました。

4月、発熱と黄疸を認め、緊急入院。COVID-19
の影響で家族との面会はできず、毎朝入院中であ
ることを忘れて「ここはどこか、家に帰りたい」
と長男に電話をしていたようです。

ストレスの多い入院生活は10日ほど続きまし
た。入院中はサンファイバーの飲用はしておらず、
センノシドの内服や摘便等で排便を図っていたよ
うでした。退院後、訪問診療の主治医より便秘対
策としてグーフィス2錠／朝食前が開始となりま
した。酸化マグネシウム3包／分3も継続して
内服しています。さらに、薬剤師の居宅療養管理
指導が始まり、定期訪問で排便状況を見ながら、

看護師らと連携しつつ見守ってくれました。

サンファイバーは「サンファイバーAI」という、
通常のサンファイバーより高発酵性の食物繊維を
含有したものに変更し、3包／分3で飲用しても
らうことにしました。

❖「排便姿勢が大切」と実感

下剤やサンファイバーの内服、腹部マッサージ
だけでは排便コントロールが難しいことがあった
ので、「他に便秘の要因となっていることはない
か？」と観察しました。そして、トイレ内での排
便姿勢が悪かったことに気づきました。便座横の
手すりにつかまって、上半身を後ろに反ったよう
な姿勢で力んでいたのです。「これでは効果的に
努責がかけられない」と判断し、姿勢補助手すり
「楽助さん」をトイレ内に設置しました。これに
より、前かがみで努責をかけやすくする姿勢を安
定して保持することができるようになりました。
Bさんからの評価もよく、「いきみやすくなった」
とのことで継続して使用しています。

その後、食事摂取量の低下もあり、1週間に1
度のBSS4-5の排便に落ち着きました。前回の
排便量が少なかったり、1週間以上排便がなかっ
たり、あるいは腹部の触診や聴診からアセスメン
トした結果、必要であれば腹部マッサージ後に直
腸診を行いました。直腸内に便が少し下りている
際にはトイレでの排便を促し、努責がうまくかけ
られないようであれば左下腹部の圧迫介助や座薬
を使用し、できるだけトイレで排便ができるよう
に援助しました。

看取りまで続けた「排便ケア」

❖家族の温かな介護で苦しみも少なく

ある日、Bさんがいつもしていた指輪がなく

なっていることに気づき、探すとベッドの下に落ちていました。Bさんの体重を測ってみると、退院後から3kg減少していました。食欲について尋ねると「そんなに食べたいとは思わん」とのこと。しかし、家族と食事を共にすると、少量ですが食べられることがわかりました。

Bさんは経過の中で認知症が徐々に進行し、食事や内服をしたのか、排便はあったのか、訪問看護師が来たのかなど、覚えていないことが増えましたが、独居で認知症があっても住み慣れた自宅で穏やかに過ごすことができていました。病気をもちながらも醤油店の女将として、お店で笑顔で接客されていました。

それでも、がんの進行は進みます。時折ゲップが上がってくることもあり、徐々に食べる量は少なくなっていきました。長女や次男、孫娘が一生懸命協力してお粥や柔らかく煮た煮物、果物、トマトジュースやクリミール等を準備し、少しずつ食べていました。

次第に腫瘍部の痛みも次第に強くなっていき、カロナール、ロキソプロフェンやオキノーム、フェントステープを使用して疼痛コントロールを図りました。やがて来る「腹部マッサージによる刺激で腹痛が強まる可能性」も考え、この頃から腹部マッサージの代わりに玄米ホットパックを使い始めてもらいました。丁度よい温かさで、腹痛が和らぎ、腸蠕動もよくなる傾向にありました。

トイレは本人の意思を尊重し、最後の最後まで家族介助のもと、歩行できるうちは歩行器で、歩行できなくなってからも車いすでトイレまで行き、家族の介助で便器に座って排泄していたのが印象的でした。食べられる量が少なくなるのに伴って、排便周期も1週間〜10日ほどと長くなっていきました。しかし、柔らかい消化のよい食事とサンファイバーのおかげで、最後まで便性状が硬くなることはありませんでした。

◆気持ちよくうんちしてから迎えた最期

Bさんは亡くなる5日前頃から血圧が上50台とかなり低くなっていましたが、亡くなる前日まで「（家族に囲まれて）嬉しい、嬉しい。幸せや。（この幸せを）誰に言うたらよいんやろ」と笑顔で話してくれました。

そして、亡くなる2日前まで、スポンジに吸わせた甘いコーヒーを少量吸うことができていました。最期まで点滴をすることなく、家族の食事を少しずつ口にして「おいしいねえ」と笑顔でした。

亡くなる当日の午前中、定期の訪問をしました。血圧や酸素飽和度は、もう測ることができなくなっており、「うーうー」と唸り、呼吸も辛そうで、目の焦点は合わず空をつかむように手を上げていました。四肢冷感・チアノーゼがあり、指先・足先は紫色でした。

そのときです。姪が「ちょっとさっきからうんちの臭いがするような感じがあるの」と言います。Bさんに「お尻をきれいにしましょうね〜」と言いながら、看護師2人と姪の3人で陰部洗浄のために左側臥位にすると肛門が開き、少し指で触るとニュルニュル〜と自分の力で排便されたのです！ しかも便性はBSS5の、まさに絵にかいたようなバナナうんちでした。家族も「おお〜出たね。お母さん、楽になってよかったねぇ」と、その場に笑顔が広がりました。家族が最後まで横のみのお茶にサンファイバーを溶かしてくれていたのだそうです。

ずっと硬い便で苦しんでいたBさんが気持ちよくうんちしてから最期を迎えられたことを、その後も家族はお会いするたびに語り、とても喜んでくれています。

「難産」だったＣさんの排便が「安産」になってきた

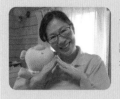

皆川 幸恵 。Minagawa Yukie

訪問看護ステーション　ややのいえ
看護師

生活に影響を与えるパーキンソン病

◆「たこやき屋」を開業していたＣさん

Ｃさんは 79 歳、要介護 1 の女性で、既往歴として、パーキンソン病・大動脈弁狭窄症・高血圧があります。糖尿病もありますが、経過良好のため現在は観察のみです。2014 年に胃がんの手術をしています。

長男と同居していますが、長男は県外への出張が多く、自宅にはあまりいません。次男は、自宅の隣に住んでいて、居酒屋を営んでいます。Ｃさんの受診の介助や食事の準備、金銭管理は次男が行っています。

Ｃさんは 16 ～ 22 歳まで脳梗塞で倒れた母親の介護をしていました。24 歳で結婚し、地元企業に 11 年勤めていましたが、37 歳頃に「たこ焼き屋」を始め、74 歳まで続けていました。

今、その店は次男が継いで、居酒屋になっています。Ｃさんも昼の 12 時～ 15 時までは店に出て、お客さんの話相手をしていました。

◆10 種類の薬を服用する日々

Ｃさんは 72 歳頃より「足が前に出ない」「右足が震えて右側に傾く」等の症状が出始めました。現在、パーキンソン病により小刻み歩行で、右側への傾きが強くなっています。更衣や入浴に時間がかかるため、訪問看護での入浴介助とリハビリが開始されました。

しかし、家事動作など自分のことは自分でなんとか行っています。調子のよい日は、次男の店に出す突き出しなどの料理をしています。以前は山菜採りによく行っていましたが「最近は行けなくなってしまった」と悲しそうです。

服薬の状況ですが、内服薬として、イルアミクス、フロセミド、ネオドパストン、ノウリアスト、シンメトレル、センノシド、マグミットが出されていました。現在は、バイアスピリン、アムロジピン、フロセミド、タケキャブ、ロスバスタチン、ウルソデオキシコール酸、シンメトレル、ノウリアスト、ネオドパストン、マグミットと、10 種類もの薬を服用しています。

実家でないと排便できない……

◆実家に帰らないと便が出ない……

Ｃさんは若い頃より、便秘がちでした。嫁いだばかりのころは、便秘がさらに悪化し、週に 1 回程度、「実家まで帰らないと排便ができなかった」

と話します。Cさんの顔色が悪くなると、夫に「実家に行ってこい」と言われ、実家まで車で送ってくれていたそうです。

「あの頃は実家の玄関をくぐると便がしたくなった。今はこの家じゃないと出ない。気いはらんとこで便は出るんや」

とCさんは言います。

しかし、現在は自宅でもブリストルスケール（BSS）2の「硬い便」が週に2回出るくらいで、硬いため切れ痔になることもあります。

野菜を食べる量は多いが漬け物も好き

Cさんは、自分で育てた野菜や知人が持ってきた野菜などを煮物にするのが好きで、よく料理をしていました。野菜を食べる量も多いと思われるのですが、漬物もかなり好きです。そのため、塩分が多くなりやすい傾向にありました。

Cさんの排便状況の推移

水分摂取をうながすも、あまり進まず

Cさんには、2016年4月より、「ややのいえ」から訪問看護が入るようになりました。訪問の最初の頃、1日1リットルの水分摂取を促すと、醤油の1リットルの空きボトルにお茶を入れ、テーブルの上に置いて用意するようになりました。しかし、摂取自体はあまり進まず、平均して1日500～600mL程度でした。

「排便チェック表」をつけることをお勧めすると、Cさんはつけてくれるようになりました。しかし、つけ忘れることが多いため、週3回の訪問看護・リハビリ時に排便状況を確認して記載するようになりました。

訪問看護では入浴介助がメインです。Cさんは股関節がつらく、腸蠕動音は微弱だったので、リ

ハビリ時に腹部のマッサージや股関節周囲のマッサージを行っていました。マッサージ終了後は蠕動音が良好になるときもあります。

食生活としては、次男の店に突き出しを作って出したり、店でお客さんの対応をすることもあり、そういうときには、食事が1日に2回しかとらないこともありました。

内服しても排便間隔が10日になることも

Cさんは、排便があっても「安いバナナやった」と残念そうにつぶやき、すっきりとした感じを得られていないようでした。1日に5～6回もトイレに通うこともありましたが、その反面、排便周期は週に1回と長くなっていきました。

そして、2018年1月からは、排便困難時にセンノシドを内服するようになりました。当時は、4日排便がなければセンノシドを1～2錠内服し、翌日にはブリストルスケール（BSS）「4」の普通便がみられていました。それでも排便間隔は10日くらいまで空くようになり、連日センノシドを内服するようになりました。

同年9月からは、マグミット500mgの朝夕内服を開始しました。そのことで水分量が1日800～1000mLに増えました。しかし、その一方で内服の飲み忘れもありました。

「お金はたまらんけど、便だけはためこんどるわ」とCさんは笑い飛ばしますが、排便に30分も要したり、どうしても出ないときは自分自身で摘便をすることもありました。

訪問看護でも便が硬くて自排便が困難なときは、摘便を実施していました。しかし、Cさんの摘便は直腸内で便が触れても、滴便しようとすると、便が直腸の上方に上がってしまい、なかなか出し切ることが困難でした。

2018年12月から2020年9月の「排便チェッ

表1 Cさんの「排便チェック表」

お名前： Cさん

月日	便の性状	便の量	下剤・坐薬・浣腸・摘便等処置	食事・水分・生活状況・特記
2018/12/31	1 2 3 (4) 5 6 7	1 2 3 4 (5) 6	バナナ2本スッキリ	センノシド2錠内服
2019/1/1	1 2 3 4 5 6 7	1 2 3 4 5 6		マグミットは年末で飲み切ってしまい内服していない
1/2	1 2 3 4 5 6 7	1 2 3 4 5 6		
1/3	1 2 3 4 5 6 7	1 2 3 4 5 6		
1/4	1 2 3 4 5 6 7	1 2 3 4 5 6		
1/5	1 2 3 4 5 6 7	1 2 3 4 5 6		
1/6	(1) 2 3 4 5 6 7	1 2 3 (4) 5 6		
1/7	(1) 2 3 (4) 5 6 7	1 2 3 (4) 5 6	自分で摘便した。最後は軟らかくなった。	
1/8	1 2 3 4 5 6 7	1 2 3 4 5 6		
1/9	1 2 3 4 5 6 7	1 2 3 4 5 6		
1/10	1 2 3 4 5 6 7	1 2 3 4 5 6		
1/11	(1) 2 3 4 5 6 7	1 2 (3) 4 5 6	自排便で鶏卵大。摘便でうずら大。	マグミット内服再開
1/12	1 2 3 4 5 6 7	1 2 3 4 5 6		
1/13	1 2 3 4 5 6 7	1 2 3 4 5 6		
1/14	1 2 3 4 5 6 7	1 2 3 4 5 6		
1/15	(1) 2 3 4 5 6 7	1 2 (3) 4 5 6	摘便	
1/16	1 2 3 4 5 6 7	1 2 3 4 5 6		
1/17	(1) 2 3 4 5 6 7	1 2 (3) 4 5 6	自排便	
1/18	1 (2) 3 4 5 6 7	1 2 (3) 4 5 6		
1/19	1 (2) 3 4 5 6 7	1 2 (3) 4 5 6		
1/20	1 2 3 4 (5) 6 7	1 2 (3) 4 5 6		
2020/9/5	1 2 (3) 4 5 6 7	1 2 3 4 (5) 6	高いバナナ1本	マグミット(500)3錠分3
9/6	1 2 3 4 5 6 7	1 2 3 4 5 6		
9/7	1 2 3 4 5 6 7	1 2 3 4 5 6		
9/8	1 2 3 4 5 6 7	1 2 3 4 5 6		
9/9	1 2 3 4 5 6 7	1 2 3 4 5 6		
9/10	1 2 3 4 5 6 7	1 2 3 4 5 6		
9/11	1 2 (3) 4 5 6 7	1 2 3 4 5 (6)	高いバナナ2本	
9/12	1 2 3 4 5 6 7	1 2 3 4 5 6		
9/13	1 2 (3) 4 5 6 7	1 2 3 4 (5) 6	安いバナナ1本	
9/14	1 2 (3) 4 5 6 7	1 2 3 (4) 5 6		
9/15	1 2 3 4 5 6 7	1 2 3 4 5 6		
9/16	1 2 3 (4) 5 6 7	1 2 3 (4) 5 6		
9/17	1 2 3 4 5 6 7	1 2 3 4 5 6		
9/18	1 2 3 4 5 6 7	1 2 3 4 5 6		
9/19	1 2 (3) 4 5 6 7	1 2 (3) 4 5 6		
9/20	1 2 3 4 5 6 7	1 2 3 4 5 6		
9/21	1 2 3 4 5 6 7	1 2 3 4 5 6		
9/22	1 2 3 4 5 6 7	1 2 3 4 5 6		
9/23	1 2 3 4 5 6 7	1 2 3 4 5 6		
9/24	(1) 2 3 4 5 6 7	1 2 3 4 5 (6)		
9/25	1 2 3 4 5 6 7	1 2 3 4 5 6		
9/26	(1) 2 (3) 4 5 6 7	1 2 3 4 5 (6)	BSS1が出た後バナナ1本	
9/27	1 2 3 4 5 6 7	1 2 3 4 5 6		

ク表」の一部を示したのが表1です。

デイサービスと連携して排便ケアを進める

◆ 大動脈弁狭窄症が悪化して手術

2018年11月、Cさんは大動脈弁狭窄症を指摘されました。心雑音は確かに認められのですが、自覚症状はありませんでした。しかし、2019年3月頃より労作時の息切れを自覚し始め、トイレに行くだけでも疲労感が強くなってきました。

努責することも困難になり、便意があっても排便できないことが多くなりました。トイレに5～6回通って、やっとBSS3-6が出ることがありました。そこで、排便姿勢の補助のために「楽助さん」の使用を勧めましたが、排便に時間がかかるため、「楽助さんを使うと寝てしまう」と希望されませんでした。

2019年6月には、大動脈弁置換術が施行されました。退院後の排便周期は、1週間毎に2日かけて排便している状態になりました。Cさんは、「スムーズに出てくれと祈るような気持ちでトイレに行っている」とのこと。努責するとよくないことは理解しているようです。

訪問時には腹部マッサージを実施して、必要時には摘便も実施していました。排便にかなり時間を要しているため、2020年3月からマグミット500mg 3錠／分3に増量しました。

◆ 「難産」から「安産」へ

Cさんは、今、デイサービスの利用を開始して、入浴はデイサービスで入るようになりました。デイサービスでも排便に時間がかかるため、「お産に行ってくる」とトイレに行き、「難産やった」と帰って来る日々を繰り返しています。

2020年3月に、マグミットが増量になってからはBSS3～4の排便が2～4日に1回という排便周期になってきました。摘便はしないですんでいます。腸蠕動音も良好で、Cさんは、「時間もかからず、高級なバナナが出るようになった」と満足しています。それでも、便はまだ硬めで、排便周期も5日ほど空くときがあります。

腹部マッサージをした日は、そのあと調子よく出るとのことです。そこで、訪問看護での腹部マッサージ週2回に加えて、さらに週2回のデイサービスで腹部マッサージをしてもらうことにしました。デイサービスのスタッフとは「排便チェック表」を共有しながら連携しています。

こちらからは、下腹部の排便に効くツボの位置を示したカードを作成し、昼食後に臥床したときには、「ツボ押しをしますよ」とCさんに声かけしてもらえるようにも依頼しました。

これらのことを積み重ねた結果、最近のCさんは「安産になってきた」そうです。そして、以前は飲み忘れがあった内服も、現在は飲み忘れもほとんどなくなりました。内服をしっかりすることで、便の調子がよくなることがわかったのだと思います。

これからもCさんの「安産」が続くように関わっていこうと思っています。

ALSと共に生きるDさんが
気持ちよく出せるように

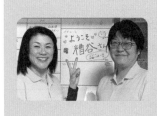

洞庭 朋枝 ○ Douniwa Tomoe
（写真右）
訪問看護ステーション　ややのいえ
理学療法士

糟谷 佳奈子 ○ Kasuya Kanako
（写真左）
訪問看護ステーション　ややのいえ
理学療法士

池上 暁 ○ Ikegami Aki

訪問看護ステーション　ややのいえ
看護師

Dさんは40歳代の男性で、現在、筋萎縮性側索硬化症（ALS）が進行しています。家族は父・母・妻・息子で2世帯住宅に居住中です。

高校卒業後、地元の大企業に入職し、品質管理の部署で勤務され、20歳代で結婚して長男に恵まれました。高校で野球部に所属していたため、長男の少年野球にも関わる、身体を動かすことが好きで健康に気を遣ってきた方です。

2017年頃より腰痛や左下肢筋力低下を自覚し、2018年に近医を受診するとALSを疑われて、大学病院にて精査を行ったところ、ALSの確定診断がされました。2019年1月よりALS患者として療養を開始し、同月夜間にはNPPV（非侵襲的陽圧換気）とカフアシストが導入され、訪問看護が入るようになりました。同年2月には胃瘻を造設、同年6月より日中のMPV（NPPVを利用するときのマウスピース）の使用が開始され、2020年2月には喉頭気管分離術を施行されて人工呼吸器が装着されました。

2020年11月現在、Dさんは在宅で仕事を継続しており、人工呼吸器装着後の全身状態は良好で、大きなトラブルなく経過しています。

ここではALS患者であるDさんの「うんちを巡る人生の物語」をお伝えしたいと思います。

ALSが進行する中での Dさんの日常生活

◆人工呼吸器装着を決めていたDさん

私たちが初回訪問したのは、2019年1月でした。Dさんは、すでに車いすを使用していて、上肢も右手が上がりにくくなっていました。

仕事は職場と相談し、デスクワーク業務を任され、職場と在宅ワークを併用し、勤務されていましたが、パソコン仕事の際は左腕の肘をつき、頬杖で頭を支えながら行っている状況でした。長時間の同一体位による身体の痛みがあり、理学療法士の介入にて緩和を図っていました。

呼吸機能については、努力性呼吸で声が出にくくなっており、夜間はNPPVを使用して生活していました。「せめて成人するまで息子の成長を見ていたい。生きていたい」と強い望みがあり、

「人工呼吸器装着は行う」と、この時点で既に考えていました。

しかし、5月頃には呼吸状態が悪化し、日中はMPVを使用することになりました。ベッド上での生活が増えていき、7月頃にはベッド上で排泄することが増えていきました。

◆ ALSの進行とともに変化する便の性状

訪問開始当初の排便は、便の性状がBSS4〜5、便量が5〜6で気持ちよく排便されていました。Dさんは手の力が弱くなり、自身でズボンを下ろすのは限界でしたが、Dさんの父がシャワーキャリーに移乗させて、洋式トイレにて自力で排便していました。

嚥下機能は異常なく、常食を摂取していましたが、咀嚼嚥下中はMPVからの空気補給がされないので、それによる呼吸苦や咀嚼嚥下の疲労がありました。そのため、食事時間は短縮せざるを得ませんでした。

5月頃よりラコールやエンシュアが処方されました。しばらくすると、「前はラコールを入れると、すぐに排便があったが、最近はなかなか出ない」との訴えが出てきました。便性状はBSS3で以前よりは硬くなっていました。

この頃には、ベッド上での排泄になっていました。排便姿勢は、ベッド上で30度程度にギャッチアップし、足を立てた状態でリハビリパンツ内に排便していました。

やがて、常食で食べられるものが煮うどん（具なし）中心となり、食物繊維の摂取量が不足していると考えらえました。さっそく水溶性食物繊維グアーガムが原料のサンファイバーを1日1包、胃瘻より白湯と共に注入することを試しました。すると、便性状は元に戻り、気持ちよく排泄できるようになりました。

しかし、体重の減少は止まらず、9月の受診時には身長170cmに対して元々53kgだった体重は48kgとなっていました。

◆ 貴重な息子との語らいの時間

10月、ベッドから移動することはなくなりましたが、両手親指はスムーズに動かすことができるため、接点式のプラスチックスイッチと、意思伝達装置の「ハーティ・ラダー」を使用し、在宅で仕事を続けていました。仕事外でもネットサーフィンや動画を楽しみ、息子さんとの会話が大切な時間となっていました。

人工呼吸器を装着するかどうか、装着を迷った経過はつらいものであったと思いますが、「手術を受けると決めた」と話したときのDさんの表情はとても晴れやかに見えました。

手術が2020年2月に決まり、息子さんが「お父さんの決めたことを応援する」と言ってくれて、背中を押されたことを話してくれました。

人工呼吸器導入後の排便ケア

◆ 入院で変化したDさんの排便状況

2020年2月の手術のための入院時は、排便は摘便かグリセリン浣腸を使用されていたようでした。そして3月に退院したDさんの排便は、術前のようにはいきませんでした。退院3日前が最終排便日であったようですが、その後も退院時に処方されたテレミン座薬を使っても、少しずつ、うずら卵大程しか出ないのです。

マイナス7日目を迎えたとき、「便意があって、お腹が苦しいのに、深夜0時、4時と2度座薬を試したが排便できない」と緊急コールがありました。訪問して腹部をみると硬くなっており、直腸診ではBSS5の「やや柔らかい便」が直腸内に

満ちていることがわかりました。

さっそく腹部マッサージをした上で、摘便を実施すると、BSS5の便が便量6（握りこぶし2個分）排出しました。肛門周囲は出血の痕があり、痛みを伴っており、苦痛表情が強い状況でした。

このときは、まず直腸内の便を出し切る必要があったので、グリセリン浣腸をし、サンファイバーを再開しつつ、乳酸菌飲料を1日1本から開始してみることにしました。

❖予測された「弛緩性便秘」

しばらくは苦痛な排便が続きました。排便状況を聞いていくと、便性状はBSS4とよく、たまにある蠕動痛の際に便が少しずつ出て来るものの、すっきりと排出できない様子でした。このとき、Dさんからは「マットレスが柔らかくなって排便しにくくなった気がする」という感覚の訴えがありました。

本人の自覚症状に合わせて排泄介助をしていきましたが、以前は毎日BSS4〜5、便量5〜6を排出していたのに、退院後は便意が3〜4日に一度、長い時には5日ないこと、便性状ははじめBSS2〜3が少量後、BSS4〜6が多量に排出されることに気づきました。

排便周期をつかむと、問題が整理されてきました。まず便性状は比較的よい状態ですが、排泄始めは硬くなっていることから、排便周期はもう少し短いほうがよいことがわかりました。また、蠕動音は弱く、腹部膨満感があることから、弛緩性便秘が予測されました。

❖安定した排便姿勢を確保するために

人工呼吸器であるため、努責はかけられない状況であり、蠕動痛はあるけれども直腸の便の排出困難となっていたことに対しては、エアマットの導入により、「マットレスが柔らかくなってしに

くくなった気がする」との訴えも考慮して、安定した姿勢をとるために、段ボール（以前の固いマットレスの役割）を置いて骨盤底筋をサポートし、直腸肛門角を35度になるように電動ベッドと下肢の角度調整をすることにしました。

この方法では、Dさんが便意を感じたときに介護者である父母らが適切な姿勢や環境をつくる必要がありました。試してみましたが、有効な対処にはなりませんでした。

気持ちのよい排便のために必要な条件

❖ほとんどベッド上の生活になって

2020年4月頃になると、Dさんは人工呼吸器にも慣れてきて、胸鎖乳突筋など呼吸補助筋の怒隆が軽減して全身状態も落ちつき、家族によるTPPV（気管切開下陽圧人工呼吸）の管理ができるように安定してきました。

排便は、本人の便意があるときに腹部を温めて、自分で出せないときには家族が浣腸をしていました。たまに自排便がありますが、残便感があるため、すっきりはしなかったようです。

2020年6月には、自排便ができなくなって3カ月経過しました。受診以外はほとんどベッド上生活になったため、骨盤周囲や下肢の可動域が固くなり、腰痛が強くなりました。そこで、ベッド上での運動や電動ベッドの角度を挙げるのみでなく、リクライニングできる車いすに定期的に移乗して腹圧をかける、姿勢を整える機会をとることにしました。

❖気持ちよく排便するための条件

気持ちよく排便するためには、直腸の収縮力（便意）、正しい姿勢（前屈）、いきみ（腹筋や横隔

膜）、骨盤底の働きに加えて副交感神経（リラックスすること）が影響します。

さらに骨盤底筋群と股関節周囲筋群は密接に関連しており、姿勢を維持する腹横筋・多裂筋、インナーユニットである横隔膜、大腿骨外旋筋である内閉鎖筋、梨状筋、大腿骨内旋筋である大内転筋、長内転筋、腹圧をコントロールする横隔膜、腹斜筋、腹直筋（これらの筋は、恥骨・坐骨結節・大転子・大腿骨・仙骨周囲に付着しています）の硬さなどは排便に影響を及ぼします。

3つの取り組みで気持ちよい排便をめざす

◆便意があり、自分の想いを伝えられる強み

「ALSは排便の自律神経機能は維持されることが多い」と言われていますが、Dさんも便意があり、腹部のハリ感がわかり、自分の思いを伝えることができる強みがありました。

さらに、人工呼吸器を装着したことで頸部や肩甲骨周囲筋を中心に全体的に筋肉の過緊張状態が緩和し、リラックスできるようになっていました。

このような状況のDさんが気持ちよく排便するためにはどうすればいいのかを考えたとき、「腸蠕動を促すこと」「排便しやすい身体・姿勢を整えること」「腹圧をかけやすい工夫をすること」の3つが必要と思われました。

◆Dさんが「気持ちよく出せる」ように

そこで、さっそく本人と家族の了承を得て、看護師と理学療法士が協力して、以下のケアをしていくことになりました。

①腸蠕動を促し、排便しやすい身体・姿勢を整えるために、腹部マッサージを入浴前にも実施

②体位ドレナージを行う際にも、側臥位角度を90度以上にして上側の膝をベッドにつくようにして臀部・股関節の筋肉のマッサージを行い、坐骨・仙骨・大腿骨に付着している筋肉の緊張を緩める

③理学療法士の訪問の際には骨盤底筋群に関連する下肢の筋肉のストレッチや腰痛を緩和し、よりリラクセーションするために頸部〜肩甲骨周囲筋、骨盤周囲筋のストレッチを念入りに実施

④温罨法の継続

⑤サンファイバーを1.5包に増量

さらに、腹圧をかけやすい工夫として、横隔膜のしっかりした動きを促すために、カフアシスト時に併用して呼吸介助などを実施し、胸郭の可動性を広げるようにしました。

また、週1回、定期的に車いす座位をとる機会を設け、徐々に車いすの背もたれの角度を挙げ、乗車時間を延長していきました。

加えて、ベッド上で仕事をする際の姿勢の助言や頸部や肩が過緊張しないクッションの工夫などを相談しながら行いました。

その結果、これらのケアを実施した翌月からは自排便の回数が増え、すっきりとした排便ができるようになりました。

＊

今も毎回、自排便が出るわけではありませんが、摘便することなく、本人とご家族で相談しながら本人の便意や腹部のハリに合わせて浣腸をうまく使いながら排便ケアを行っています。

便性BSS4〜5が入浴前にすっきりとできるようになり、Dさんは「気持ちよく出す」ことができています。

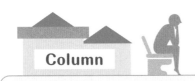

「すっきりお通じ、免疫力アップ、ぽかぽかメニュー」で お腹すっきり、快適ステイホーム！

崎川 万樹子 ◦Sakikawa Makiko

金澤町屋 食ラボ　代表
薬剤師／フードスペシャリスト

□ 1981年京都薬科大学卒業。2011年石川県立大学大学院生物
資源環境学食品科学博士前期課程修了。2014年より金澤町屋
食ラボを立ち上げ、現在に至る。

◎25年前から「食育」に取り組んで

　私は薬学を専攻したものの、薬を知れば知るほど「患者さんが病気になる前の日頃の食事」に興味が湧くようになりました。そして、生来の食いしん坊であることと、消化器官の入口である口を専門とする歯科医と結婚したことが相乗効果となり、25年前から「食育」に取り組むようになりました。その後、「食」に関して学び直すために石川県立大学食品科学科に学士入学し、フードスペシャリストの資格も得ました。今、学び直した知識をわかりやすく、より広く皆様にお伝えして、「食」を楽しみ、健康であり続ける人が増えることを心から願って、活動しています。

　その活動の中で、榊原千秋さんとの出会いがあり、お腹によいメニューづくりを一緒に考えるようになりました。今回はその多くのメニューの中で、「すっきりお通じ、免疫力アップ、ぽかぽかメニュー」をご紹介します。

◎万能の"そばつゆ"八方だし

　便秘には、乳酸菌とビフィズス菌、食物繊維とムチンを含む食品がいいと言われています。つまり、便秘にいい食品は「免疫力もアップし、血流をよくして体を温める食事」でもあるのです。さらに、お腹がすっきりすれば、体がよく動いて、ステイホームも快適！　です。そんな冬野菜をたっぷりいただく献立を3つ考えてみました。

　まず、3つの献立すべてに使われる「八方だし」をつくりましょう。八方だしとは「そばつゆ」です。別表の分量で作ります。原液はそばつゆの塩分濃度なので、常備菜は2倍、煮ものは3倍に薄めて使います。八方だしはいろいろ活用できます。例えば、和風ドレッシングは「八方だし：酢：太白ゴマ油＝2：1：0.5」の割合で作ります。別表のレシピで作ると、一度に1.5リットルほど作れるので、冷蔵して2週間ほどで使い切ります。

八方だし【10人分】		
	昆布	10cm
	干し椎茸	6枚
	煮干し	10本
	厚削りかつおぶし	20g
	水	1200cc
	醤油	300cc
	味醂	250cc

▶ 作り方

①全ての材料を鍋に入れて、1時間以上置く。

②沸騰直前まで強い中火、沸騰しそうになったらあくをとって醤油と味醂を入れ、ひと煮立ちしたらすぐに火を弱めて12分ほど煮出す。

③ペーパータイルで静かに濾す。

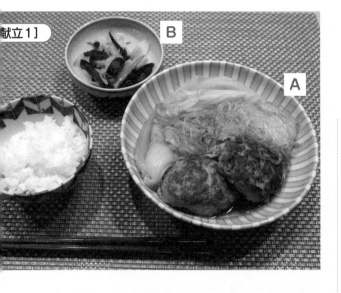

【献立1】

A 獅子頭と白菜の煮物

　大きな肉団子が獅子の頭に見えることから、この名になりました。肉のうまみが移った、とろとろの白菜が絶品です。3kg以上ある白菜の8分の1をぺろりといけて、1日400gの野菜が簡単に摂れます。

獅子頭と白菜の煮物	【2人分】
白菜	1/4個
春雨（緑豆）	30g
【肉団子】	
豚ひき肉	200g
卵	1個
酒	大さじ1
おろししょうが	小さじ1
ねぎのみじん切り	1/2本分
丸芋すりおろし	
（なければ片栗粉大さじ2を同量の水で溶く）	50cc
塩	小さじ1/2
コショウ	少々
サラダ油	大さじ1
【煮汁】	
八方だし	50cc
水	2カップ
砂糖	小さじ1
五香粉	適宜

作り方

①白菜は芯をつけたまま縦半分に切る。春雨は熱湯につけて戻し、食べやすい長さに切る。

②肉団子の材料をよく練り、4等分にして丸める。

③直径26cmくらいの深さのあるフライパンで、サラダ油大さじ1/2を熱し、②を中火で約3分焼き、焼き色がついたら裏返して、また3分ほど焼く。煮込むので中まで火が通っていなくてもいい。

④③のフライパンにサラダ油大さじ1/2を熱し、白菜の切り口を中火で約3分焼き付け、もう片方も同じように焼き付ける。

⑤水を加えて蓋をし、弱火で10〜15分煮る。白菜がしんなりしてきたら八方だし、砂糖を加えて煮立ったら火を弱めて約10分ほど煮る。白菜がクタっとしてきたら春雨を加え、さらに2〜3分煮る。好みで五香粉を振る。

B きくらげとセロリの炒め物

　よく噛んで、免疫力をアップ。「プリッ」と「シャキッ」の違いを感じて、セロリと生姜の香りを楽しみましょう。

きくらげとセロリの炒め物		【2人分】
きくらげ		
セロリ		
しょうがの薄切り		
サラダ油		
A	酒	大さじ1/2
	塩	小さじ1/4
	コショウ	少々
	ゴマ油	小さじ1/2

作り方

①きくらげは熱湯につけて戻し、手でもんで水洗いして水気を切る。セロリは筋を取り、縦半分に切って斜め5mm幅に切る。

②フライパンにサラダ油を熱し、しょうがを入れて炒め、香りが出てきたらセロリ、きくらげを炒める。

③全体に油がまわってセロリが透き通ってきたら、Aの調味料を順に加えて調味する。

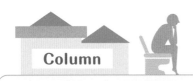

C キャベツとエリンギの辛子和え

八方出しとすりごまを加えた和風の味付けの自家製マヨネーズで、キャベツとエリンギをいっぱい食べましょう。

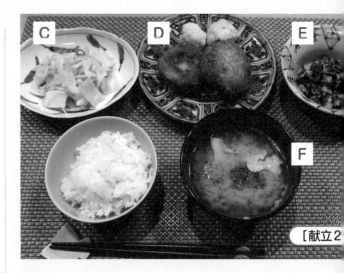

［献立2

キャベツとエリンギの辛し和え		【2人分】
キャベツ		1/4 個
	エリンギ	100g
	マヨネーズ	大さじ 2
A	八方だし	小さじ 1
	すりごま	小さじ 2

作り方

①キャベツは 3 cm から 4 cm 大に切り、エリンギは 4 cm に切って縦に薄く裂く。

②耐熱皿に①を入れてラップをし、3 分程加熱してから、ざるにあけて水気を切る。

③熱いうちに A で和える。

D 里芋コロッケ

ねっとり里芋で鶏のそぼろを包んでからりとあげます。ねっとり成分「ムチン」は粘膜を保護するので、鼻や喉の粘膜を寒さから守ります。

里芋のコロッケ		【2人分】
里芋		300g
鶏ひき肉		100g
生シイタケ（みじん切り）		2 枚
ねぎ（みじん切り）		1/3 本
	酒	大さじ 1
A	醤油	大さじ 1
	サラダ油	大さじ 1/2
塩		少々
揚げ油		
小麦粉、溶き卵、パン粉		

作り方

①里芋はきれいに洗って、皮つきのままを耐熱皿に入れる。ラップをかけて電子レンジで 6 分〜7 分加熱する。圧力鍋なら 5 分加圧して蒸す。熱いうちに皮を向いてつぶす。

②無水鍋を熱して、鶏のひき肉をなるべく平らに入れて蓋をする。鶏のひき肉の油が染み出て、鶏肉がぼろぼろしてきたらシイタケとネギも入れて A で調味する。

③①に②を混ぜて 6 等分する

④バットに小麦を入れて、なるべく全体に小麦をまぶしながら丸く形づくる。

⑤溶き卵、パン粉をつける。

⑥170 度の揚げ油できつね色に色づくまであげる。

E 小松菜のオーロラソース和え

自家製マヨネーズを今度はケチャップ風味のオーロラソースにアレンジ。味の変化を楽しみます。白身魚とともに 1 日 400g の野菜をたっぷり食べましょう！

小松菜のオーロラソース和え		【2人分】
小松菜		1 把
	メギスのゆで身	2 匹分
A	マヨネーズ	大さじ 2
	トマトケチャップ	大さじ 1

作り方

①小松菜をゆでて、3 cm の長さに切っておく。

②メギスを塩ゆでして、身をほぐしておく。

③マヨネーズ、ケチャップ、メギスの身をハンドミキサーでよく混ぜて、小松菜を和える。

※ F の「ブロッコリーの味噌汁」は材料・作り方省略

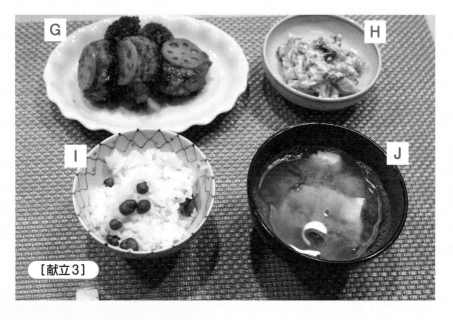

[献立3]

G レンコンバーグ

体を温めるレンコンでつないだ、つくね風のハンバーグ。八方だしで作ったタレがおいしさを引き立ててくれます。

レンコンバーグ	【2人分】
レンコン	300g（薄切り6枚をとった残り）
豚ひき肉	200g
桜エビ	大さじ2
A ショウガすりおろし	大さじ1
干しシイタケ	2個
卵	1個
味噌	大さじ1
八方だし	50cc
砂糖	大さじ1

作り方

①レンコンの皮をむいて、6枚の薄切りを取り、他はザクザクと切っておく。

②スピードカッターにAの材料をすべて入れて、よく混ぜる。

③②を6等分して丸め、薄切りのレンコンで表と裏を挟む。

④熱したフライパンに③を並べて片面を3分ほど焼き、裏返して、また3分ほど焼く。

⑤フライパンから④を取り除き、きれいに油をふき

取り、八方だしと砂糖を入れて、半分ほどになるまで煮詰める。

⑥⑤のフライパンに④のレンコンバーグを戻して、煮からめて照り焼きにする。

H 柿と春菊の白和え

柿の甘さと春菊のほろ苦さを滋味あふれる白和えと一緒にいただきます。秋ならではの出会いものです。

柿と春菊の白和え	【2人分】
柿	
春菊	
【白和え】	
木綿豆腐（水をよくきっておく）	1/2丁
すりごま	大さじ2
味噌	大さじ1
砂糖	大さじ1

作り方

①柿は皮をむき、種を取って、拍子切りにする

②春菊は葉と茎に分けてから茹でて、茎は斜めに切って水気を切っておく

③白和えの材料をスピードカッターでよく混ぜ、柿と春菊を和える。

※Iの「むかごご飯」とJの「わかめと豆腐の味噌汁」は材料・作り方省略

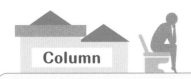

POOマスター養成研修会
オンライン化への取り組み

うんこ文化センター "おまかせうんチッチ"
POOマスター事務局

寺井 紀裕 ● Terai Norihiro
（愛称：BENジャミンT）

◎コロナ禍でできなくなった「対面研修」

　「POOマスター養成研修会」（以下：研修会）は、2019年度までは全国各地の研修会場で、多くの参加者と対面式で行われてきました。しかし、2020年度はコロナ禍により、そのような形態での研修が自粛の動きとなり、「研修会」も世の中の流れに沿う形で、オンライン化を進めることになりました。

　オンライン研修にしたことで、画面越しのもどかしさがある一方、メリットもたくさんありました。一番のメリットは「参加者にとって敷居が低くなったこと」です。まず、「距離の制約」がなくなりました。オンライン研修はインターネット環境さえあれば、自宅などの好きな場所から参加できます。遠方の人は、長時間かけて出てくる必要がないので時間や交通費等の節約になります。子育て中や仕事で現場から離れられなかった人の参加も増えました。

◎簡単に参加できる
　「ZOOM研修会」の展開

　2020年11月現在、「研修会」は全日程ZOOMを使用したオンライン形式で行っています。ZOOMとは、パソコンやスマートフォンなどを使って、研修や会議をオンラインで開催するために開発されたアプリです。画面上に、講師や他参加者の顔が映し出され、顔を見ながら双方向で会話ができます（写真）。「大勢で一斉にテレビ電話をしている」イメージです。パワーポイントの資料をはじめ、動画などを画面一面に表示することも可能ですし、少人数に分かれてグループワークをすることも可能です。

　使い方はとっても簡単。仕組みは対面式と何ら変わりありません。対面式研修の場合、まずは受けたい研修の申し込みを行い、受講料を支払います。主催者から会場の場所の案内が届くので、当日はそれに従って会場に出向き、受付を済ませ、入室して研修を受けます。

　オンライン形式でもその流れは一緒。申し込みと受講料の支払い後は、主催者から会場の案内の代わりにIDとパスワードが通知されます。このIDとパスワードが、オンライン上の「研修会」の場所となります。パソコンやスマートフォンのZOOMアプリ上で、通知されたIDとパスワードを入力すると、オンライン上の研修会受付に行くことができます。あとは主催者が入室許可を出せば入室できるという仕組みです。

＊

　コロナ禍でいろいろできなくなったことはあるかもしれませんが、"おまかせうんチッチ"では、「こんな時代だからこそ！」と新たな取り組みを始めています。みなさんも、新しいPOOの世界にチャレンジしてみませんか？

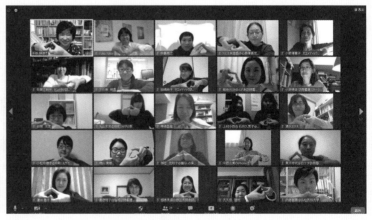

「POOマスター養成研修会」の様子（2020年11月3日 認定講習会）

排便ケアのプロフェッショナル
「POOマスター」の実践

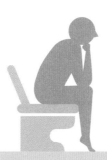

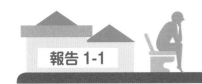

医療法人社団悠翔会

POOマスターとして地域の「排便ケア」を変えていきたい

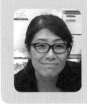

渡辺 美惠子 ○ Watanabe Mieko

医療法人社団悠翔会 在宅医療本部 看護部長
一般社団法人 生活を支える看護師の会 副代表

□ 千葉大学医学部附属看護学校、同助産師学校を経て、1983年から国立国際医療センターで助産師として勤務。1992年デイサービスセンターの立ち上げにかかわり、看護の原点を学ぶ。訪問看護への思いが強くなり、1998年曙橋内科クリニック、2000年フジモト新宿クリニックで訪問診療・訪問看護業務に従事。2009年悠翔会に入職し、現在に至る。2017年より「生活を支える看護師の会」副代表。

「生活を支える看護師の会」の副代表でもある渡辺さんは、看護の対象を"個"だけでなく、"地域全体"と考えて活動しています。その活動の中で、どうしてもすっきりしなかったのが「排便ケア」でしたが、「おまかせうんチッチ」に出会うことで目の前がパーッと開けました。

ここでは、POOマスターとの衝撃的な出会いを、渡辺さんが報告します。

医療法人悠翔会は、東京都・千葉県・埼玉県・神奈川県に、現在15カ所の在宅療養支援診療所を開設しています。「かかわったすべての人を幸せに」を基本理念に、その人が、病気や障碍があってもその人らしく暮らせることを大切に、24時間365日、対応をできる体制で住み慣れた地域で生きていくためのお手伝いをしています。

「排便ケア」が地域づくりにつながっていた！

◆ 便秘のケアで行き詰まりを感じる日々

私は、日頃、訪問診療の同行や訪問看護に取り組む中で、「排泄」の問題を抱えている人は多いにもかかわらず、便秘については、「便秘＝マイナス何日」という数字だけで排便の状況を評価することに疑問を持っていました。

正しい知識と根拠に基づくケアアプローチがないまま、多くは「下剤」という医療の介入に解決策を求めます。そして、排便があったことだけで「解決している」と勘違いをしています。

ケアに関わる人も「下剤を使うこと」だけでしか解決策を見いだせないまま、下痢が続き、嵌入便の発見が遅れたり、ケアに関わるときに定期的に浣腸や摘便で便を出しています。しかし、これは利用者本人の苦痛を増長し、「心地よい排便」とは程遠いものです。この現状に、看護師として行き詰まりを感じていました。

本人が置き去りのままの排泄ケア。本人を中心に置いた多職種での全人的なケアができない現状。それは、私自身も例外ではなく、その迷路から抜け出せず、在宅療養支援診療所の看護師としての役割についても行きつ戻りつの日々でした。

今後、生活の場でどのように活動をしていけばいいのだろう——さまざまなことに行き詰まって

医療法人社団 悠翔会

[法人の概要]

[スタッフ数] 210人（医師・歯科医師・看護師・歯科
衛生士・理学療法士・作業療法士・管理
栄養士・ソーシャルワーカー・医療事務・
ドライバー等）
[患 者 数] 約3300人
[設 置 主 体] 医療法人社団 悠翔会

[開 設 日] 2008年3月3日（法人開設日）
[所 在 地 等]
〒105-000 東京都港区新橋5-14-10 7F
TEL：03-3289-0606
http://yushoukai.jp/

いたとき、かねてから私のつぶやきに耳を傾けて
くれていた人が「渡辺さん、榊原さんのところに
行ったほうがいいよ……」と、榊原千秋さんを紹
介してくれました。

石川県小松市で出会った"衝撃"

私はすぐに行動に移しました。唐突に、ある会
で、出逢ったばかりの2人の看護師に声をかけ、
榊原さんに会いに行くことにしました。

ちょうど、榊原さんの地元・石川県小松市で
「レッツうんこコミュニケーション」が開催され
るところで、榊原さんにお誘いを受け、そのイベ
ントに伺うことにしました。

「レッツうんこコミュニケーション」は、地域
の赤ちゃんから年配の人まで参加できるイベント
で、毎年開催されています。会場に行って驚いた
ことは、あらゆる世代の人と共に、さまざまな専
門職が参加していたことです。ちびっ子たちは
喜々として「うんちの化石」やいろいろな展示物
をみながら、楽しんで「トイレの歴史」や排泄の
ことを学び、会場は活気にあふれていて、本当に
驚きました。

また、このとき小松市にある地域の病院を見学
したところ、正しい知識とチームアプローチで排
便ケアに取り組んでいました。

ここでは、地道に榊原さんが学び、伝えてきた
ことが地域の中で醸成されていて、医療・介護関
係者も当たり前のように排便ケアに取り組んでい
たのです。

「排便ケアについて学ぶために榊原さんに会い
に行く」と考えていた私でしたが、初めて訪れた
小松の地で、榊原さんのさまざまな活動の様子に
触れるにつれて、「この学びや活動は地域づくり
の入り口であり、この道が私が求めてきた本質的
なことへと続いているのではないか」と思うよう
になりました。

そして、この思いを共有し、「『POOマスター
養成研修会』を東京開催しよう！」が私たちの共
通目標になりました。

POOマスター養成研修会の東京開催でさらに気づいたこと

多くの人の協力を得て開催へ

小松で「レッツうんこコミュニケーション」に
参加した私たちは東京に戻った後、それぞれの場
で抱える課題を共有しながら、「自分たちだけで
なく、多くの人に正しい排便ケアの知識やチーム
アプローチを知っていただく機会をつくりたい」
と東京での「POOマスター養成研修会」開催に
向けて動き出しました。

そして、榊原さんはもちろん、多くの人のご尽
力に支えていただきながら、2017年5月に東京
で初めて開催し、2回目も開催することができま
した。

同じ戸惑いや行き詰まりを感じている仲間との
学びは、気づきの連続で、そして興奮の連続でし

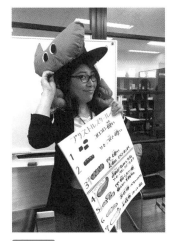

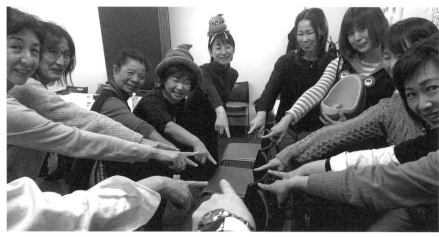

写真1　「うんちの帽子」を
かぶる筆者

写真2　POOマスター養成研修会東京会場の様子
「よりよい排便ケアを世界に広げよう」と誓い合う研修会の参加者たち。
その1点の目標を指さす参加者の指は自然と摘便動作のそれになっている

た。榊原さんによる講義は乾いた喉を水が潤すように浸みこんでいき、楽しくて仕方ありませんでした。私たちが「便秘」と判断している状態の認識の誤り、問題解決のアプローチに使っている下剤の間違った使い方こそが、その人を苦しめ、時に、その生活の質を落とし、人生まで大きく変えてしまっているかもしれないことを思い知らされました。

✚「排便」という入り口からさらに深化する

排泄のケアはまさに「全人的なケア」です。その人が、気持ちよく排泄できることこそが大切なのです。

そのためには、どこまでも本人を真ん中に置き、その人が大切にしたいことやその人が歩んできた人生を伺う中で、排泄状態を可視化してチームで共有し、食生活、生活習慣、生活の中の行動を1つひとつ丁寧にアセスメントして、チームでアプローチしていく必要があります。

「ブリストルスケール」という世界基準の同じ「ものさし」で本人・家族も含め、医療・介護に関わる全ての人が、その人の排便状況を正確に

キャッチして共有していけば、適切な下剤の調整はできると知りました。

そして、これまで、そのことをしてこなかったことは、言い換えれば医療に問題解決を求めている現在のさまざまな課題にもつながっているのではないかと考えるようになったのです。

排便ケアの知識を学ぶだけでは、現場で実践されず、解決されていない現実が長年あります。それを変えていくためには、「正しい知識を実践する仕組みを築いていくしかない」という1つの結論から、榊原さんの排便ケアは生み出されたものなのだそうです。

「排便のケアを学びたい」と思っていた私は、まさしく「排便」という入り口から、さらにその先へ思いを深化させることになっていきました。

定期巡回随時対応型 訪問介護看護の場での導入

✚「看護本来の役割」が果たせていない

養成研修会を受講していたとき、私は法人内で

定期巡回随時対応型訪問介護看護に従事していました。これまでよりも、より生活の場に近く、利用者と共に生きていく実感はなにものにも代えがたいものでした。

しかし、課題や悩みもありました。定期巡回随時対応型訪問介護看護は、地域で、その人らしく生き抜いていくことをお手伝いする地域密着型のサービスとして必要なのですが、多職種が関わる中での課題も多く、サービス自体があまり活用されていません。そして、要介護度が高くなると、病院やほかの施設への転居をしていく人も多くいました。

私は、それは「生活過程を整えていくという本来の看護の役割」を看護師があまり果たせてないことが、1つの原因ではないかと思っています。もちろんこれは私自身も含めてのことです。いちばん大切な「地域でその人が生き抜いていくこと」を共通の目的とし、個人ではなく、伴走できるチームの力を醸成し、その役割を発揮することには、まだ至っていないのが現実でした。

◇「地域の実情に合った連携」を進める

実際に、生活の場で、排泄のことで悩む介護職も多くいました。そのため受講後、その解決の一歩として、まず、介護職と看護師で「ブリストルスケール」という「共通のものさし」を知ってもらい、使うこと。そして2つめは、トイレ介助に関わる際には、「ロダン君のポーズ」をとれるように介助してもらうこと。この2つを介護職にお願いしました。

「ブリストルスケール」の表を介護職のファイルに入れましたが、実際に「ブリストルスケール」で記載されることはありませんでした。それでも、以前は排便があれば、「＋」しか記載されていなかったところに「便性」を記載してくれる

ことが増えていきました。私は、その記載を看護師で作成している排便チェック表に「ブリストルスケール」で記載できるところは記載し、下剤を服用していただく際のアセスメントに活用しました。看護師にも、学んだ内容を伝達し、看護師はアセスメントの「共通のものさし」として「ブリストルスケール」を使い、アセスメントできるようになりました。

一方、「ロダン君のポーズ」をして見せると笑われたりしていましたが、耳を傾け、実践してくれる人も出てきました。

しかし、当法人は、この定期巡回サービスから、人員不足もあって撤退することになり、その後の展開につなげることはできなくなりました。

訪問診療同行の現場での POOマスターとしての実践

◇法人内で「排便ケア」を伝達

私は、POOマスター養成研修会で学んだことを法人内の看護師や各クリニック単位での勉強会、そして、自身の活動の場で伝えています。

あるエリアでは、水溶性食物繊維を開発販売しているメーカーのスタッフと一緒に、医師や看護師に向けて勉強会も行いました。医師も関心を持ち、下剤だけに頼らず、水溶性食物繊維の利用を検討することも始めました。

また、一緒に受講した法人内の看護師も、所属のクリニック内で勉強会を企画したり、レジュメを使ってチームメンバーに伝達したり、便秘に悩む人の相談にも応えています。

法人内の管理栄養士の協力も得て、法人で発行するお知らせに、心地よい排便につながる食事の提案などをしたスタッフもいました。

また、あるスタッフは、地域の訪問看護師や介護職、デイサービスの看護職のところを訪ねて、POOマスター養成研修会で学んだことを話し、排便チェック表を基本にして排便周期を共有しました。排便状況のアセスメントを可視化しながら、家族の介護負担にも向き合い、課題解決につなげています。

このように、チームでの連動が本人の新たな問題の発見にもつながり、排便についての問い合わせは、POOマスターである看護師が中心になって相談に対応することになり、問題解決の実践につながっています。

◈ 介護施設での展開

介護施設のスタッフも排便ケアに悩んでいるので、訪問診療で伺った際に、排便状況を共有し、施設の看護職と訪問診療同行の看護師が相談しながら、排便ケアや下剤の調整をし、課題解決に取り組む場面もみられるようになっています。

介護の現場で「できること」を伝えていくことは大きな力になります。本人や家族が記録をしてくれる人には、排便チェック表をつけてもらい、また訪問看護師に協力してもらいながら排便状況の把握をして、下剤の正しい使い方を考えられるようになってきました。

まだまだ、実際には個別でのケアが多く、特に、チーム全体での取り組みにまで至っていない現実もあります。しかし、少しずつ、でも確実に、地域の看護職や介護職や本人、家族に正しい排便ケアを伝え、その結果も出てきています。今後は、複数の施設を有する事業所の看護・介護職との勉強会なども企画しています。

◈ 地域の中で実践していくための発信力

訪問診療同行の現場の課題としては、家族、その人の生活にPOOマスターでの実践について、直接関わる介護職や訪問看護師に伝えていくことが必要ですが、伝えること自体に躊躇したり、伝えても、現場での実践につなげていくための場づくりが苦手で発信力が弱いことです。

また、訪問診療は、医療の場であるために看護師自身が医師に対して、排便ケアに対する発言を躊躇する現実は確かにあります。しかし、訪問診療同行の看護師だからこそ、生活を知り、その人に必要な看護を描ける知識を身につけ、地域に発信し、協働していける力を持てるようになっていきたいと思います。

そのためには、個々のケースを共有し、具体的にどう動いていくのかを相談しながら、「正しい排便ケア」を実践して、伝えていける看護師が増えることが必要です。

今、介護職や市民は正しい知識と実践を学び、地域全体で取り組み始めています。さまざまに話題は広がり、看護師が地域の勉強会にお声かけいただくようになってきています。

事例から振り返る「排便ケア」

次に2つの事例から「排便ケア」を振り返ってみたいと思います。

[事例1] 定期巡回サービスの現場

【Aさん　76歳／男性／要介護3】

既往歴：72歳で、狭心症・うっ血性心不全のため入院・加療後に、退院したが、まもなく再燃し、再入院・加療となった。

Aさんは長年会社を経営されてきましたが、引退後、妻を介護する生活を送っていました。その後、妻は施設に入居し、自身も要

介護状態となって、サービス付き高齢者向け住宅に転居しました。

入居後まもなく、妻は他界。2人の娘にはそれぞれ家庭がありますが、長女がキーパーソンとして、こまめに関わっています。

Aさんは、先の入院生活で下肢の筋力が低下し、車いすで生活していました。原因不明の四肢や腰の痛みがあり、以前から多量の処方を受けていたので、主治医は減薬を試みましたが、本人のこだわりもあって内服薬の調整をしづらい現実がありました。

入居してまもなくは数日排便がみられなかったり、肛門内に便が下降してもブリストルスケール1〜2の硬い便性で、自身で排便できないときもあり、夜間に摘便を希望したこともありました。

Aさんは、几帳面でまじめな性格の人でしたが、施設内でのトラブルも多く、介護職が排便状況を確認しても拒否することがありました。

そのため、本人に「排便チェック表」を直接渡して、自身での記載を提案してみました。そして、「排便チェック表」を本人と共有しながら、改善のための下剤の調整や生活行動の確認などを行いました。

排便ケアの実践後、下剤は数種類を最大量まで服用しているものもあったのですが、わずかながら減薬することができ、便性はブリストルスケール1〜2だったのが、3〜4の便性でバナナ状のものまで自力で排便できることが増え、摘便は不要になりました。

定期巡回随時対応型訪問介護看護が当院の撤退のために、担当が交代するときには、「あの紙（排便チェック表）をたくさん置いていっ

てよ」と言ってくれて、記載することを継続してくれています。

[事例2]

【Bさん　91歳／男性／要介護1】
既往歴：80歳で食道がんと胃がんになり、全摘し、リンパ節も切除。84歳には頸髄症にて手術。85歳で胸椎7・8破裂骨折（コルセットを2カ月装着）。86歳で前立腺肥大手術。

- -

Bさんは海外で生まれた後、長年、そこで過ごし、事業を経営していました。妻が認知症の症状を呈してから、施設に一緒に転居し、妻の介護をしていましたが、その妻が亡くなってから、同施設で1人で生活をしていました。

息子が2人おり、それぞれ家庭をもっています。次男夫婦が比較的近隣に住んでいて、たびたび施設を訪問していました。

Bさんは、以前から毎食後にブリストルスケール6〜7の便性で下痢をしており、止痢剤を服用していましたが、あまり効果はありませんでした。妻が亡くなってからは、外出する機会もさらに少なくなっていました。

下痢を繰り返すことでADLが低下し、その人のQOLにもつながります。私は食物繊維が下痢を改善することを学んだので、主治医に水溶性食物繊維の服用を提案しました。本人は自分で服用量を調整できました。

食道の手術後だったので、水溶性食物繊維のスティックを1日1/3量から服用を開始すると、その後、下痢は止まり、本人も主治医も驚き、大変喜びました。

POOマスター養成研修会で新たな「排便ケア」を

◇お年寄りだけでなく、子どもにも

POOマスター養成研修会には、いろいろなところで活動している人が参加します。子どものことをきっかけに参加する人もいました。私と同じように、自分のいる場所で課題を感じて、参加した人もいます。

児童養護に関わる看護師は、いろいろな問題を抱え、こころを閉ざす子どもたちに丁寧に向き合うことで、初めて、子どもたちは自分の排泄の悩みを打ち明けてくれました。

そして、ある男児は「気持ちいい排便」があったとき、看護師に笑顔で報告に来てくれたそうです。そのことは彼にどれだけの力を与えたでしょうか。周囲に寄り添ってくれる大人がいない子どもたちには本当に大きな安心になったのではないかと思います。

◇「排便ケア」は地域を変える！

今の時代、家に男性用の便器がある家は少ないと思います。習慣的に洋式便器に座って用を済ませることに慣れてきた子どもたちは、立って排尿をすることができない子もいます。そして、便用個室に入り、排尿したいのですが、入ることを揶揄されることを嫌がり、学校で排泄ができない子どもたちがいます。核家族の中で、子どもの異常に気づけないお母さんたちもいます。また、赤ちゃんのときから便秘で下剤を飲み続けている子もいます。助産師であることを生かした今後の活動を模索中です。

排便ケアは、その人、そして地域全体に関わり、その人の人生も地域も変えていきます。今、「地域全体で排便ケアのアプローチをしていくことこそが必要なのだ」と痛感しています。介護・医療に関わる立場でない人も、ご自身の立場で、ぜひ「排便ケア」に関心を持っていただきたいと思います。一緒に活動していきましょう!!

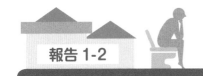

高齢者だけでなく子どもにも関われる「POOマスター」

廣田 仁美 ○Hirota Hitomi

キヨタ・ライフケアサービス株式会社
在宅・施設介護事業部 副部長
看護師／ケアマネジャー／認知症ケア専門士
チャイルドボディケアセラピスト1級

□ 看護学校の実習中に出会ったガン末期患者との交流で「どうして死が迫っている病人が我慢しなければならないのか？」の疑問が湧き、ホスピスケアを学ぶ。就職後2年半でホスピス病棟の立ち上げメンバーに選ばれ、開設に携わる。外泊や退院支援をしているうちに、“その人の居場所”のもつ力を感じる。3年7カ月の勤務の後、訪問看護の世界に入り、早20年。管理者、事業所の立ち上げなどを経験し、現在に至る。

　訪問看護の実践を重ねる中で、常に悩んでいた「排便ケア」に、廣田さんは「POOマスター」に出会うことで打開策を見つけることができました。その感動は高齢者だけでなく、小さな子どもへのケアにも“楽しく”活かされています。

　ここでは、廣田さんの実践とともに、息子と「うんち」のやりとりをしたことで何が変わったかも含めて報告します。

　キヨタ・ライフケアサービス（株）は「居宅介護支援」「訪問介護」「訪問看護」「介護付き有料老人ホーム」の4事業を柱に東京都港区と品川区で介護・看護のトータルサービスを提供しています。在宅の拠点となる港区の特徴としては、企業がたくさんあってオフィスビルが多いこと、青山・赤坂・六本木・白金・新橋・浜松町・お台場など、皆さんがよく見聞きする地域が密集しており、地域ごとの多様性があると感じます。

　一軒家、高層マンション、都営住宅など、経済的な格差や地域の資源の格差もあり、高層マンション住まいの高齢者の中には「買い物難民」と呼ばれ、都心なのに生活に必要なものを買うことができない人もいます。ただ、区の財政は安定しており、高齢者や障害者、子育て世代へのサービスは充実していると感じます。

自分たちで「排便ケア」に“壁”をつくっていた……

　「POOマスター」に出会う前にも、本人が気持ちよくすっきり出せたと感じられて、介助するほうも負担にならないような排便ケアを、訪問看護の現場においてめざしてきました。しかし、実際は「便秘に対しては下剤」「下剤でも出なければ浣腸・摘便」「失禁したらオムツ」という偏った対応をしていたことが多くありました。

　その大きな原因の1つに、チームの思い込みがありました。「在宅で排便パターンを正確に把握しようとしたって、24時間観察していないのだから難しい」と感じていたのです。「これ以上は無理だから仕方ない」とあきらめたり、利用者さんと向き合って「どうしたいのか？」を一緒に考える場面が少なかったように思います。今、振り返ると、「この壁は自分たち自身がつくり出して

いるもので、相手や仲間を信頼する姿勢に欠けていた」のでしょう。

「1人暮らしの利用者さんは本人がどこまで把握できるのか？」「家族が確認するにしても、どこまで協力が得られるのか？」「ヘルパーさんは忙しいけれど、簡単な方法で期間を決めれば排便パターンのチェックをお願いできるのでは？」などの積極的なアプローチをすることは、まだまだできるはずです。

「POOマスター」の活動自体が地域づくりにつながっている

「POOマスター」を知ったきっかけは、2016年に悠翔会在宅クリニックの渡辺看護部長（70ページ）に「小松にいる保健師と助産師の資格を持ったコンチネンスナースの榊原さんが、地域の人たちも巻き込んで楽しいうんちのイベントをするらしいので一緒に行きませんか？」と誘われ、「ぜひ行ってみたい」と思ったことです。そして、弾丸ツアーで、石川県小松市の榊原さんの「ややのいえ」にお邪魔しました。

最初は「オムツを死ぬまでしないで過ごしたい」とか、「排便ケアを基礎からしっかり学び直したい」という欲求が強かったと思います。しかし、榊原さんに実際に会って、今までの活動の経緯や取り組みについてお話を聞くと、「POOマスターの活動そのものが地域づくりにつながっている」ことを感じました。

職種や立場など関係なく、目標に向かって皆が対話を通して共有・協力する姿勢は、私が感じていた"壁"をあっさり取り払ってくれました。

そして、「POOマスター養成研修会を、榊原さんにぜひ東京でやっていただきたい」というニーズが生まれ、さまざまな人の協力を得た結果、翌年の2017年5月に、東京での初めての開催が実現しました。

学びが広がり、深まっていく「POOマスター養成研修会」

◈「コミュニティづくりの原点」を感じる

「POOマスター養成研修会」では、解剖生理や排便のメカニズムなど、排便ケアについての知識や技術を基礎から学び直すことはもちろんのこと、人が人として出会う中での"学び"がありました。

「排泄のことを話せる相手とは"信頼できる相手であり、自分を任せられる"とコミュニケーションを通して感じること。だから"人として出会う"ということを、まず学びましょう」

ということがカリキュラムの中でも重要なものとなっています。

そして何より、「POOマスター養成研修会」では、一緒に学ぶ仲間がいて、仲間との相互作用で新たな気づきや発見、違いを認めることができ、学びがさらに広がり、深まります。仲間とつながって協働することにより、自分ひとりではできないことが始まっていくのです。これこそが「コミュニティづくりの原点」ではないかと思います。

◈「うんち」が生む楽しいコミュニケーション

また、不思議なことに「うんち」の話題は皆を楽しく幸せな気分にして場を和ませます。「臭い、汚い」というイメージを持っている人は、非常に残念ですが、おそらく子どもの頃から便を観察することなく、ただの排泄物として見ぬふりをしてきたことでしょう。

私は「POOマスター養成研修会」を受講して、「その人にとって、よいウンチを心地よく出すということは、心身共に健康になるプロセスと一緒」

［スタッフ数］	在宅介護事業部(38人)／施設介護事業部(22人)／キヨタナースステーションみなと(訪問看護課:看護師7人、理学療法士6人)	護事業部(入居者数：21人／24室中)
［利 用 者 数］	居宅介護支援課(260人)／訪問介護課(115人)／訪問看護課(75人)／施設介	［開 設 日］ 2003年年6月 ［所 在 地 等］ 〒108-0023 東京都港区芝浦4-3-4田町きよたビル3階 TEL：03-5440-5511(代表) http://www.kiyota-life.co.jp/

ということに気がつきました。

そして、それが楽しいコミュニケーションにもつながり、さまざまなチームやコミュニティづくりにもつながることも学びました。

伝達研修で事業所内の「排便ケア」に変化が

「POOマスター養成研修会」受講後の取り組みは、まず自分が学んだことを人へ伝えることでした。社内では、施設介護事業部・訪問介護課・訪問看護課・居宅介護支援課で、課別に運用しやすい内容を提示しながら研修を行いました。「その人にとって"快"適な排便を支援するために……」と題して行った研修は、それぞれの課の立場にいるスタッフに合うように内容も少しずつ変えていました。その結果、年度末の社内での事例発表会で、排便ケアをテーマとした各課からの事例の取り組みを聞くことができました。

◈ **安易な下剤使用から脱却できた施設でのケア**

当社では「介護付き有料老人ホーム」を運営しており、施設では、認知症があって自分で便意などを訴えられない入居者に対し、3日間、便が出なけば下剤を使用していました。しかし、伝達研修を行った後は、入居者の動きや反応を読み取ることで、うまくトイレに誘導できたり、排便のアセスメントをすることで下剤を服用する時間をずらして、夜間に出ていた便が日中に出るような取

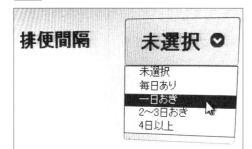

図1 排便間隔

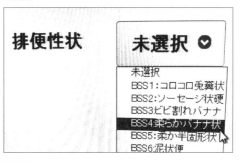

図2 ブリストルスケール（BSS）

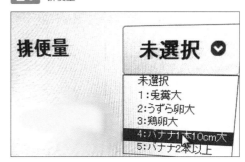

図3 排便量

り組みができました。"その人"を注意深く観察することで生活の質が変化した事例でした。

◈ **電子カルテをカスタマイズして「便のアセスメント項目」を設定**

在宅での詳細な事例は後述します。当社では、2018年8月から、訪問看護で電子カルテを導入しています。電子カルテは「アセスメント項目」をカスタマイズできるので、図1〜3のように

「排便間隔」「ブリストルスケール（BSS）」「排便量」の項目を設定し、状況をプルダウンで選んでから詳細を記入するようにしました。今、リハビリスタッフも含め、記録してもらっています。

便がすっきり出たときの表情がもたらすもの

次に事例から「排便ケア」を振り返ってみたいと思います。

［事例1］

【Cさん　80歳代／女性／要介護5】

既往歴：アルツハイマー型認知症、糖尿病、唾液を誤嚥するリスクがあって吸引器使用中。

［状況］

Cさんは専業主婦で子ども2人を育て上げ、現在は80歳代の夫（主介護者）と2人暮らしです。意味のある発語や意思表示はできない状況で経鼻栄養での栄養剤注入をして寝たきり状態です。

週2～3回、下剤を使用しないと便は出ませんが、使用すると泥状～水様便となり、皮膚の状況が悪化し、仙骨部に直径8cm大のポケットのある褥瘡形成がみられています。何も使用しなければ腸蠕動は弱く、直腸まで便が降りてくるのに時間がかかります。以前は夫がトイレに移乗させて座位保持できていましたが、現在は姿勢の保持は困難な状況です。褥瘡の悪化防止と残尿による尿路感染を繰り返しているため、留置カテーテルを挿入しています。

夫は、Cさんの認知症が徐々に進行する中、今まで家族と話し合って「Cさん本人ならば、どうしてほしいか」をとことん考えてケア方針を決めてきました。経鼻栄養の挿入も「体に傷をつくりたくない」こと、「不要になればいつでも外すことができる」ので家族で決めました。

［改善計画］

経口摂取ができない状況で、主治医と相談しながら水分や栄養の量を調整し、夫のアセスメントしたものから排便パターンを見極めました。そして、週2回の排便予測日の前日に、食物繊維と一緒に下剤を使用しました。具体的には「イサゴールEDF1包」に「水200CCにラキソベロン22～23滴」を注入することにしました（以前は、ラキソベロン25～30滴の使用）。

［ケア後の実際］

Cさんの腹部を温罨法で温めながらマッサージを行い、腸の蠕動運動が活発になって本人の緊張がほぐれるのを確認します。その後、側臥位で、なるべく膝を抱え込む姿勢をとっていただき、マッサージを続けると、少しの排便介助でBSS4と軟らかくゼリー状の便が4～5の量排泄されます。時には腹圧がかかり、自力で出すこともあります。

夫は本人の表情や足の動きで便が出そうな状況を見極めています。声をかけると追視がみられることや、体への触れ方で緊張したりリラックスしているのがわかったり、表情の険しさや柔らかさでCさんの快・不快を判断して関わっています。

便がすっきり出た後のCさんの穏やかな表情を見て、看護師と夫と3人で「すっきり出てよかったなー。今日もいいうんちだって看護師さんにほめられたぞ！　よかったな

〜」と喜びを分かち合う瞬間が、この仕事をしていてよかったと思えるときです。まさにこれが「うんこコミュニケーション」です。

「POO マスター」の活動は小児のケースでも

「POO マスター」の活動は、高齢者だけにとどまりません。次の事例は小児のケースです。

[事例2]

【Pくん　3歳6カ月／男児】

既往歴：アトピー性皮膚炎、卵白アレルギー、便秘（極度の野菜嫌い）のため便は硬めで痔の傾向あり。

[状況]

Pは実は私の三男です。「レッツうんこコミュニケーション」という楽しいイベントで、榊原さんに「ちびっ子POO伝ジャー1号」（21ページ）に任命されました（写真4、5）。離乳食の時期から野菜を一切食べたがらず、母乳の量が減るに連れ、皮膚が荒れることがあり、硬いコロコロの黒い便ばかり出ていました。

アレルギー検査で、アトピー性皮膚炎と卵白アレルギーを指摘され、何をどのように食べさせたらよいかを悩んでいました。

[改善計画]

私が「POO マスター」を学び始めたのは、Pが2歳2カ月くらいのときです。私自身も幼児のベビーマッサージをしながら便秘の子やオムツの性能がよすぎて交換しないために陰部がただれたり、カビができた子たちを目

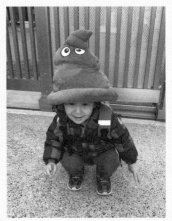

写真4　ハロウィンでうんち帽子をかぶる3歳児

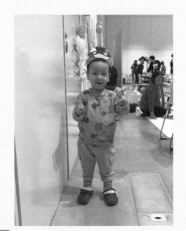

写真5　ちびっ子POO伝ジャー1号

にする経験から、「食育と同じように排泄に関する教育が必要だ」と感じていました。

そこでPOO マスター養成研修会で学んだ「0歳〜のうんちとおしっこの教育＝うんチッチ教育」を開始しました。

第1段階では絵本やお絵かきなどをして、うんちやおしっこのことを伝え続けて"楽しいこと"と感じてもらいました。また、トイレ環境を排泄しやすい楽しいものにしました。

第2段階として、自分のうんちやおしっこを観察して感想を言ってもらい、「よくない」と本人が判断したらどうしたらいいうんちになるかを一緒に考えました。

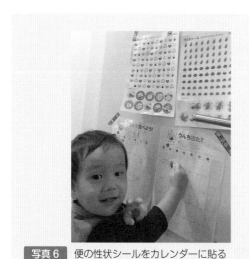

写真6 便の性状シールをカレンダーに貼る

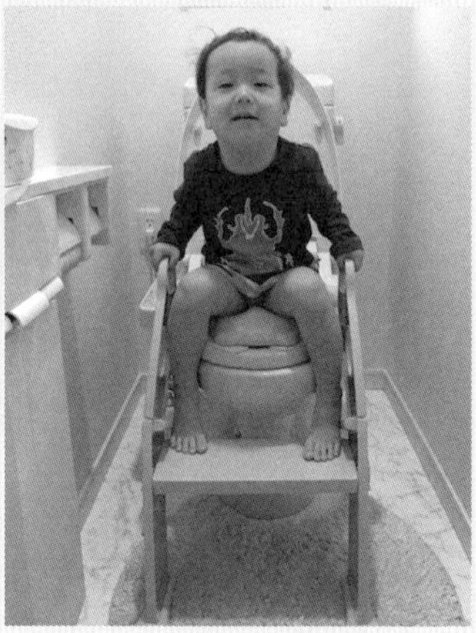

写真7 排便姿勢もバッチリ!!

第3段階では、いいうんちやおしっこにするために「いいものを食べる」「よく寝る」「いっぱい遊ぶ」などの健康行動に少しでもつなげることができるように計画しました。

[ケア後の実際]

この1年間で、Pは自然にうんち・おしっこの話ができて、「いいうんちが出たからえらい!」と自分で誇らしげに自慢することが増えました。最初はシールを使って評価していましたが、その後「うんち見てー」と、家族と一緒に観察するようになり、さらに自分で「黒っぽいバナナうんちが1本出たよ、ちょっとくさい」とまで話すようになりまし

た（写真6、7）。

今では、「うんちが硬かったときは、お水や野菜が少ないから、夜ごはんで野菜食べるよ!」と、Pは比較的最近食べられるようになったニンジンやほうれん草、大好きな納豆や赤いごはん（ねかせ玄米）などをリクエストしてきます。

◆全身状態も良好に

この「うんチッチ教育」を進めた結果、いいうんちが毎日出ることが多くなりました。アトピー性皮膚炎も、前年は赤みやかゆみがひどくステロイド軟膏を使っていましたが、現在は保湿剤のみで悪化せずに過ごせています。卵も少しずつ食べ始め、現在はとくに普通に食べていても症状は出ていません。

また、思わぬ効果もありました。「トイレトレーニング」で、最初は心配して声かけや誘導していたのですが、トイレの報告が楽しくなったのか、いつの間にか自分で進んでトイレに向かい、お尻拭き以外の一連の行動をするようになりました。それを大げさに家族がほめると「別にえらくないから言わないで!!」と、Pは当たり前だからという感じで怒る場面もありました。「決して子ども扱いするのではなく、人として大切に扱ってほしいのだな」と感じています。

「うんち」がとっても楽しくなるエピソード

Pの通う保育園に、絵本『そのとき うんちはどこにいる?』（日本看護協会出版会）をプレゼントしたことをきっかけに、保育園から「POO

について学ぶ機会をとりたい」と、ご要望を受けました。そこで4〜5歳園児向けに2020年8月上旬にワークショップを行いました。

その内容は、

①「ちびっ子POO伝ジャー」について

②絵本を音読し、うんちの形や大きさ色やにおいについて考えてみよう

③ロダン君のポーズをみんなできめてみよう

などで、その中で「粘土で表現しよう"自分のうんちってどんな形?"」という試みを行いました。

園児たちは自分のうんちを自由に表現し、その展覧会をしました。中にはファンタジーなうんちもあり、本当に園児それぞれ、さまざまなうんちだ描かれました（写真8）。

ワークショップの最後は、学びのおさらいをし、「おうちの人や周りの人にうんちのことを教えてあげてね」「うんちチェックシート渡すからつけてみてね」と宿題を出しました。

それからの園児たちは、登園・降園時に私を見つけると「ねえねえPOO姉さん、今日はバナナうんち出たよー」と話しかけてくれたり、ブロックでトイレとうんちをつくって見せてくれたり、いっぱい話をしてくれます。

先日は保育士さん向けにPOOマスターでの学びの伝達ワークショップも実施しました。少しずつ、うんちのことを語る仲間が増えていくことが楽しみです。

「人として出会うこと」を教えてくれる「排便ケア」

このように、POOマスターでの学びには、小さな子どもとでも一緒に実践できることがたくさんあります。何より大切なのは「自分の体に関心

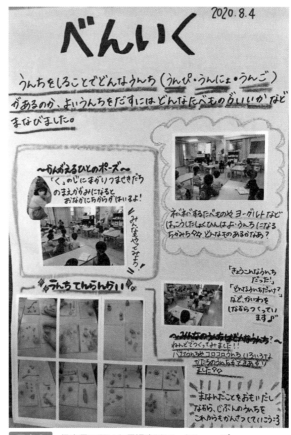

写真8 保育園で開いた園児向けワークショップ

を持ち、自分を大切にすることができる」ことです。「いいうんちを出す」ことは心身の健康につながると思いますし、私は、高齢者の「最期までオムツをしないでトイレに行きたい」という尊厳を保てることを願う1人です。そういう思いを1人ひとり、子どもでもお年寄りでも持っているはずです。

POOマスターで大切にしている「人として出会うこと」──これが全ての始まりです。そこから対話が始まり、協働することで、いろいろな意味での居場所や拠り所ができるのだと思います。

これから「POOマスター」で学んだ大切なことを生かして、皆がわくわくしたり、きゅんきゅんするような居場所や拠り所を創っていきたいと企んでいます。

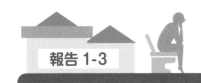

看護小規模多機能型居宅介護で「排便ケア」に取り組んで

秦 実千代 ○Hata Michiyo

看護小規模多機能型居宅介護「坂町ミモザの家」
管理者／看護師

□ 静岡県富士市出身。看護専門学校卒業後、臨床経験を経て、日本看護協会看護研修学校教育専攻コースで学び、看護専門学校や介護福祉専門学校の教員を経験する。2003年より白十字訪問看護ステーションに勤務し、2015年「坂町ミモザの家」へ異動となり、現在に至る。

「看護小規模多機能型居宅介護」は介護保険の地域密着型サービスです。「通い」「泊まり」「訪問・看護・介護」を一体的に提供し、まさに看護と介護が協働して"生活全体"を支えるサービスといえます。管理者の秦さんは以前より薬だけの排便ケアに疑問を持っており、POOマスターの情報を得て、すぐに研修を受講しました。生活に密着したサービスにおける「排便ケア」の大切さを、POOマスターの秦さんが報告します。

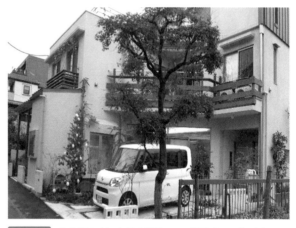

写真1　住宅街の中にある3階建ての「坂町ミモザの家」

看護小規模多機能型居宅介護「坂町ミモザの家」とは

◆高齢者の多い東京都新宿区

看護小規模多機能型居宅介護（以下：看多機）「坂町ミモザの家」（以下：ミモザの家）は、東京都新宿区四谷の住宅街の中にあります。株式会社ケアーズの白十字訪問看護ステーション・ヘルパーステーションが母体となって2015年9月に開設し、「泊まり（泊まってよし）」「通い（通ってよし）」「訪問看護・介護（我が家でよし）」のサービスを提供して、5年経過したところです。

「ミモザの家」がある新宿区は、大規模病院を含めて医療機関が多く、人口10万人当たりの病床数も高い水準にあります。しかし、療養病床は23区内で一番少ない状況のため、行政や医師会をはじめとして、早くから「在宅で療養すること」に積極的に取り組んできた区でもあります。

また、2015年の国勢調査によると、高齢者人口に占める1人暮らしの割合は34.4％で、東京23区内では最も高く、高齢者の約3人に1人は1人暮らしです。

高齢者のみの世帯も多く、息子や娘と同居していても日中は働いているため、1人になる高齢者

看護小規模多機能型居宅介護サービス 坂町ミモザの家

[施設の概要]

[スタッフ数]	管理者1人、看護師15人、介護職12人、介護支援専門員1人　ほか
[入所定員]	25人（通い15人／泊まり5人）
[平均年齢]	82.3歳
[平均要介護度]	3.88（2020年11月）
[設置主体]	株式会社ケアーズ

[開 設 日]　2015年9月
[所 在 地 等]
〒160-0002 東京都新宿区四谷坂町6-5
TEL：03-3351-1987
http://www.cares-hakujuji.com/services/mimoza

も多くいらっしゃいます。そうした高齢者の中には、地方で暮らしていたけれど、配偶者が亡くなり、さまざまな理由で地方での1人暮らしが厳しくなり、東京で暮らしている息子や娘のところに身を寄せている人も少なくありません。新しい環境で暮らし始めて戸惑いの多い高齢者にとって、「住み慣れた場所」と思っていただける支援も必要な地域です。

◆「坂町ミモザの家」の誕生まで

「ミモザの家」が建っている場所は、白十字訪問看護ステーション・ヘルパーステーションで十数年お世話をさせていただいた姉妹一家が暮らしていた家があったところです。その姉妹の妹の娘であり、姉の姪に当たる主介護者は、仕事を続けながら介護をして、伯母と母を看取りました。そして、「この土地を有効に使ってほしい」とケアーズに申し出てくれました。

ちょうどその頃、看多機の制度が始まり、白十字の訪問看護・介護の経験から、「医療依存度の高い方が外に出る機会を増やしたい」「そういう方々のご家族のレスパイトができるように通い・泊まりを普通に引き受けられる場所をつくりたい」という思いが沸き上がり、また、「地域のニーズとしても求められているサービスである」と考えて、その土地をお借りすることになり、看多機「ミモザの家」が誕生しました。

「ミモザの家」は3階建てで、現在は1階と2階が看多機になっており、3階に主介護者だった

オーナーが暮らしています（写真1）。

ケアーズの理念でもある「健やかに暮らし、安らかに逝くために、住み慣れた地域で暮らし続けられるように、予防から看取りまで、看護師が中心になって、医療機関との連携のもとに、トータルなケアを提供する」を大切にして、看護・介護のスタッフ一同、地域に根差し、地域の方々と共に在宅支援に取り組んでいます。

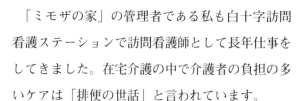

訪問看護で行う排便ケアに疑問を感じて……

「ミモザの家」の管理者である私も白十字訪問看護ステーションで訪問看護師として長年仕事をしてきました。在宅介護の中で介護者の負担の多いケアは「排便の世話」と言われています。

そして、在宅の現場で、私たちは「看護師が訪問したときに合わせて、排便ケアをして、全てを出し切れば、ご家族の手を煩わさない」と信じてケアをしていました。利用者の体調はもちろん最優先ですが、「下剤の調整」と「座薬・浣腸・摘便」はセットになっており、それは「楽に排便できる」「便が漏れない」「排泄による介護者の負担を減らしたい」という思いでした。

しかし、その結果、利用者にとっての自然な排便ではなく、便を出し過ぎてしまって、逆に漏れてしまうこともありました。実際、スタッフと管理者との個別面談でも「排便ケアについて問題意

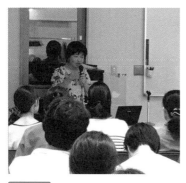

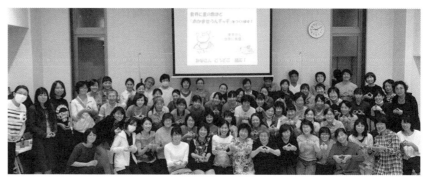

写真2 榊原千秋さんの熱のこもった講義　　写真3 一般の方も参加し、大盛況だった研修会

識を持っている」と話すスタッフもいました。やがて、ステーションのスタッフ全体が「このままのケアでよいのか」と疑問に思うようになり、「何とかしたい」と考えるようになりました。

POOマスター研修との出会い

◆「POOマスター」の研修を受けに小松へ

　白十字訪問看護ステーションの統括所長・秋山正子と"おまかせうんチッチ"を進める榊原千秋さんは旧知の仲だったことで「POOマスター養成研修会」のことを知りました。そして、白十字訪問看護ステーションは東京都から「東京都訪問看護ステーション事業」の委託を受けており、その事業の一環として、新宿区内の訪問看護師と介護士向けに「排便ケア研修会」を2018年の秋に開催することを企画しました。

　それに先駆けて、白十字訪問看護ステーション所長の服部と「ミモザの家」の介護リーダーである白井、そして私の3人で、「POOマスター養成研修会」を受講するために、小松市まで3回通いました。朝早い飛行機に乗り、2日間の研修を受け、夕方の便でとんぼ返りをする忙しい研修受講となりました。

　榊原さんのダイナミックな講義と演習、それぞ

れに課題を抱えたグループの仲間とのディスカッションを通して、私たちは今までの取り組みを反省して見直すとともに、新たな取り組みへの展望が見えてきた研修でした。

◆訪問看護に同行しての実施指導も

　2018年10月16日、榊原さんが新宿区に来て、四谷保健センターで区内の訪問看護師・介護士向けの「排便ケア研修会」が開催されました。会場はいっぱいになるほどの盛況で、たくさんの質問も出て、在宅における排泄ケアへの関心の高さを感じました（写真2、3）。

　研修会翌日には「ミモザの家」と「白十字訪問看護ステーション」に榊原さんが来てくれて、排便ケアの実践指導が行われました。利用者の自宅に同行していただき、現状を確認すると、案の定、「出し過ぎ」でした。排便ケアの問題点も指摘していただき、対応の仕方も検討しました。

　1人ひとり、それぞれの自然な排便を促すためには、まず「排便周期」を知り、「便性」を整えることの大切さを痛感しました。

事例から振り返る「排便ケア」

　ここで榊原さんに実施指導していただいたときの事例を報告します。

【Aさん　82歳／女性／要介護5】

現病歴：進行性核上性麻痺

[状況]

　Aさんは娘の家族（娘・夫・孫娘）と同居しており、主介護者の娘は仕事を続けながら介護をしていました。「ミモザの家」を利用する前の介護サービスは、デイサービス中心で、訪問診療や訪問看護は利用していません。排便に関して、娘は「便秘の母」に対して、YouTubeで摘便の方法を見て、自己流で排便ケアをしていたと聞いています。

　Aさんは、病気の進行とともに嚥下状態が低下し、誤嚥性肺炎を繰り返したため、2018年6月に胃瘻を造設。それを機会にサービスの見直しをすることになりました。状態の変化したAさんの暮らしを、病院での退院調整において何度も検討し、8月半ばに在宅生活に戻ることになって、看多機「ミモザの家」のサービスが開始になりました。

[改善計画]

　Aさんの病気の特徴を考慮して訪問診療も導入しました。その上での改善計画としては、体力を維持できるよう、看多機のサービスである「通い」「泊まり」を使って外に出る機会をつくり、一方で家でゆっくり休息をとる、というメリハリのある生活リズムを送れるようにすることと、娘が安心して仕事ができるように環境を整えることを目標にしました。

　「ミモザの家」を利用して2カ月間は、「ラコール300m×4P」で栄養摂取し、排便を整えるための内服薬は「酸化マグネシウム」朝晩、「プルセニド2錠」毎日の内服で、これは病院での処方と同様です。

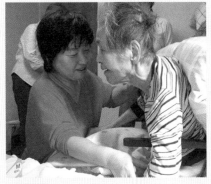

写真4　Aさんにトイレに座ることを促す榊原さん

　しかし、Aさんは排便の状態が定まらず、硬便が詰まってしまうような状況が続いていました。試行錯誤のケアの状態でしたが、POOマスターの研修後だったため、「排便チェック表」をつけ始めていました。そこに榊原さんが登場です（写真4）。

　榊原さんはAさんのお腹を触り、全身のマッサージをして、「あ、お腹が動いてきたね」と言い、さらに「Aさん、座れるならトイレでするのが自然！　できるわよ！」とポータブルトイレに座ることを促しました。Aさんは座ると、自分でいきんで、とてもよい排便をされました。"榊原マジック"にかかったようでした。その後、榊原さんに「排便チェック表」を確認してもらうと、「サンファイバー」と「ミルミル」を飲むことを勧めてくれました。

[ケア後の実際]

　あれから、ちょうど2年経過しました。病気の進行もあり、Aさんはトイレに座るのは厳しくなり、ベッド上でのケアになっていますが、サンファイバーとミルミルは継続して飲んでいます。便性は整い、内服薬は酸化

マグネシウムとビオフェルミンは毎日内服、センノシド1錠を1日おきに内服し、週に3回ほどの周期で、排便ケアは必要ですが、トラブルなく過ごせています。

ただ、最近、お腹の張りが強くなる日があるため、状態の変化に合わせて、しっかりアセスメントをしていきたいと考えています。

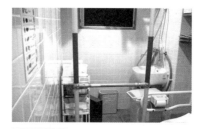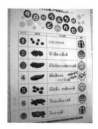

写真5、6　「ミモザの家」のトイレに貼られた「うんち表」

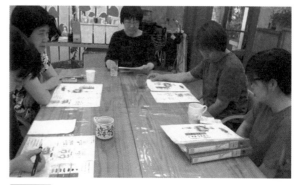

写真7　看護と介護が一緒の「社内POO勉強会」

「坂町ミモザの家」の排便ケア 研修後の変化

◆「排便チェック表」をつける習慣が定着

ケアーズ全体としても、POOマスターの研修をスタッフ全員が受けられるように、2018年から毎年、研修会に参加しています。2020年の受講者を含めて、今まで10人のスタッフが研修に参加してPOOマスターになりました。そのうち5人は「ミモザの家」のスタッフです。

研修を受けるに当たって、私自身が課題としたのは「自然な排便へチャレンジするチームづくり」でした。「ミモザの家」では、看護と介護のスタッフがお互いの役割を尊重しながらケアをしています。まず、便性や便量について共通認識ができるように所内で学習し、「排便チェック表」をつける習慣をつくりました。

また、便の状態もブリストルスケール（BS）で記録するようにしました。まず「ミモザの家」のトイレに「うんち表」を貼りました（写真5、6）。利用者の家族にもお願いをしたところ、思ったより、抵抗感なく受け入れてくれ、チェックをしてくれています。今では、「排便チェック表」「BSでの便の性状の記録」は、「ミモザの家」では普通になっています。

◆「社内POO勉強会」で事例検討

2019年にPOOマスターの研修を受けたスタッフの課題は「みんなで取り組む排便ケア」でした。そこで、そのスタッフが中心となって研修後、「ミモザの家」で「社内POO勉強会」を行いました（写真7）。基本的な排便の知識の確認から事例報告までを行うことで、一層、スタッフ間でも排便への意識が高まったと思います。

以下に、その勉強会で検討された事例を紹介します。

[事例2]

【Bさん　88歳／女性／要介護5】

病名：認知症、神経因性膀胱（2020年4月より、膀胱留置カテーテル）

既往歴：大腿骨骨折（右2回、左1回）、誤嚥性肺炎、脳梗塞、左不全麻痺

[状況]

Bさんは夫と2人暮らしですが、24時間

手伝いのできる家政婦さんに入ってもらっています。もともとは、白十字訪問看護ステーションの利用者でした。老々介護の生活が厳しくなってきていたところで、すぐ近くに「ミモザの家」ができたので、開設してすぐに看多機サービスに移行しました。

最初の1年は大きなトラブルなく過ごせていましたが、2年目に入った頃に自宅で転倒し、3度目の大腿骨骨折で緊急入院、その後も立て続けに、誤嚥性肺炎を起こしたり、神経因性膀胱の影響による尿路感染を起こしたりして、入退院を繰り返しました。

退院後の在宅生活は、週4日は自宅、週3日は「ミモザの家」の泊まり利用でした。神経因性膀胱による残尿の処置があるため、連日の導尿と排便ケアの指示があり、自宅の日は訪問看護、「ミモザの家」では看護師によるケアを受けていました。

便秘をさせないためと、薬も酸化マグネシウム、ミヤBM、アローゼンを連日内服していました。緩めの便失便が続き、感染のリスクを高めることも考えられたため、浣腸を使用をして出し切ることもありましたが、あまり改善できず、悪循環が続いていました。

また、認知症のため、はっきりした訴えはありませんが、薬のせいでお腹がしぶっている不快感はあったと思います。

[改善計画]

「Bさんに、なんとか気持ちのよい排便が毎日出るように」と、POOマスターの研修を機会に排便の見直しをしました。薬を全て中止して、「排便チェック表」を活用し、本人の自然な排便の周期と便性を確認しました。すると、朝食後に排便が多いことがわかり、

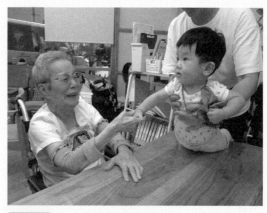

適切なタイミングでトイレに誘導して、排便を促すようにしました。

同時に便性を整えるため、並行してサンファイバーとソフールを継続して摂取しました。その結果、BS4～5のほどよい排便になりました。ソフールにした理由は、誤嚥性肺炎の既往があるため、ペースト食を摂取しているのでヨーグルトにしたのです。

一方、中止した薬は、酸化マグネシウムとアローゼンはそのまま中止にして、ミヤBMはラックビーに変更して、内服を継続しています。薬を減らすことができたため、お腹のしぶりが改善でき、いくらかは日中を穏やかに過ごすことができるようになったのではないかと思います（写真8）。

[ケア後の実際]

ただ、Bさんは2020年1月に脳梗塞を発症しました。左不全麻痺があり、以前より機能低下もみられるため、神経因性膀胱に対しての処置は、連日の導尿から膀胱留置カテーテルになりました。

ケアの多いBさんなので、これを機会に「排便ケアも連日でなくてもよいのではない

か」と1日おきに変更したところ、しばらくは失便なく、よい便が出ていました。しかし、9日目に尿パック内に「紫色蓄尿バッグ症候群」がみられ、感染リスクの高い利用者の排尿と排便の密接な関連をあらためて考える機会となりました。

かかりつけ医とも相談し、結局、連日の排便を促す必要があり、現在は、サンファイバー、ソフール、ラックビー、レシカルボン座薬を連日使用して自然な排便を促しています。ただ、週に2～3回程度摘便施行することもあります。

スタッフ間では、「少しでも自然に心地よく排便ができるように」という考えは変わっていません。Bさんの変化に合わせた排便を検討していきたいと考えています。

POOマスターとなって「排便ケア」で変わったこと

◆「排便ケア」は、お腹とお尻だけ？

私は、今までの訪問看護からの経験で「漏れること」を恐れていました。また、「介護者の負担軽減になる」と信じて薬を使い過ぎ、結果として「出し過ぎる」という悪循環になっていました。POOマスターとなって、それが明らかになり、利用者1人ひとりの自然な排便の促しが大切であることを学びました。

また、榊原さんから、お腹のマッサージだけでなく、全身のマッサージをして体全体を緩めてあげることの大切さを学びました。「排便ケア」といえば、お腹とお尻しか見ていなかった我が身を反省しました。

◆利用者の身体と対話する「排便ケア」

今は、排便ケアを通して、利用者の身体と対話するようになりました。

「肩が凝ってますか？」「お腹が痛いですか？」「今、便を出したいですか？」「どんなふうに便が出たら気持ちがいいですか？」等々、語りかけながら、全身に触れるようになりました。これは、私自身のケアの変化です。

今、看多機「ミモザの家」としても、チームとして、利用者の排便のことを考え、気になっていることは声に出し、さまざまな知恵を集めて、実践する素地はできてきていると思います。

2020年のPOOマスター研修受講者2人も「自立している認知症の方の排便コントロールへのサポート」という難しいテーマに取り組んでいます。利用者1人ひとり、それぞれに抱えている排便の課題はさまざまです。利用者が自然な排便を促すことができるように、チームで取り組んでいきたい。今後もPOOマスターを増やし、質の高い排便のケアをめざしたいと思っています。

◆POOマスターになった3人の感想

「ミモザの家」でPOOマスターの取り組みをするようになって、スタッフに感想を聞きました。

〈"焦り"がなくなりました〉

「ミモザの家」の利用者さんの自宅への訪問時、今までは、ケアする私の都合で「この時間までに出さなきゃ」と焦っていました。でも、排便の周期をみて、「その人のペースでケアをしていいんだ」と感じたら逼迫感がなくなりました。

〈その人の生活全体をみるようになりました〉

排便だけみているのではなく、「食べた後、歩いた後は出る」など、その人の生活や身体に合わせたケアが大事だということがあらためてわかりました。

〈薬を全部やめてわかったこと〉

思い切って、内服薬・座薬など全部使わない期間をつくったことがよかったと思います。以前は便の状態を「薬で調節をしよう」と薬だけを増やしており、それはよくないこととわかりました。

ただ、全部やめてみて、「やはり薬も必要だ」とわかりました。そして最低限必要な薬を見つけることができました。

今後取り組みたいこと

「ミモザの家」では、食にもこだわって、利用者への手づくりの食事を提供しています。嚥下の困難な方にも1人ひとりに合わせて、ペースト食、ゼリー食も手づくりしています。

この5年間、さまざまな経過をたどっていますが、現在は栄養士がメニューをつくり、買い物と調理も担当しています。いい排便のためには、いい食事を食べることも大切です。食べ物が口から入って、便となって出るまで、「身体の中の旅をしているんだな」と感じます。

榊原さんの講義にもあった「お腹にいいネバネバ」「腸内フローラの改善」などを、「ミモザの家」の食事にも意識的に取り入れていきたいと思いますし、看多機として、それぞれの家庭でも無理のない範囲で排便にいい食事について勧めていきたいと考えています。

また、「ミモザの家」は地域密着型のサービスでもあります。地域の人たちの相談窓口として、「排便についての悩みにも対応できたらよいなあ」と思っています。

2020年11月現在、コロナ禍で中止にしていますが、3カ月に1回は「ミモザカフェ」を開催していました。ここでは、楽しいイベントと一緒に「認知症相談」や「介護相談」も行っていましたが、今後は新たに「排泄相談」も企画したいと考えています。1日も早く、そういうイベントができる日が来ることを祈るばかりです。

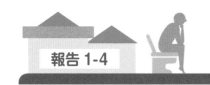
「POOマスター」との出会いが法人も地域も変えていく

落合 眞由美 ○ Ochiai Mayumi

社会福祉法人小田原福祉会 潤生園
在宅看護部 部長
潤生園訪問看護ステーション 管理者

□ 神奈川県立平塚看護専門学校卒業後、総合病院に勤務。2009年から訪問看護に従事。2014年に潤生園訪問看護ステーションを設立し、管理者となる。2016年潤生園在宅看護部部長となり、現在に至る。

神奈川県小田原市にある社会福祉法人の「潤生園」といえば、地域住民のことを第一に考えた、さまざまな先駆的な取り組みで全国的にも名高い法人です。しかし、そこでも「排便ケア」に悩む現実がありました。

在宅看護部長の落合さんは、悩む日々の中、「POOマスター」と出会い、今、着実に成果を上げはじめています。「排便ケア」が法人も地域も変えていく報告です。

神奈川県小田原市は神奈川県西部に位置し、西には箱根連山や富士山がそびえ、南には相模湾が広がる自然の景観が豊かな地域で、人口は19万人近く、高齢化率約30％となっています。

曽我の梅林など梅の産地や漁港が近いこともあり、梅干しや干物・練ものなどの摂取の影響か、食生活では塩分摂取量が多いことが明らかで、その結果、生活習慣病罹患者が増加し、神奈川県内のワースト1に迫る勢いでもあります。

当然、何らかの服薬治療が必要な方も多く、潤生園訪問看護ステーションには、病院やクリニックから服薬管理や副作用の症状に対するサポート等の依頼も多くなっています。

法人設立以来、常に"地域"に目を向けた取り組みを展開

◆目の前の課題を解決するために常に先駆的な支援に挑戦

社会福祉法人小田原福祉会 高齢者総合福祉施設潤生園は、特別養護老人ホーム（地域密着型特別養護老人ホームを含む）・グループホームの入所施設と、短期入所・通所介護・小規模多機能型居宅介護・訪問看護・訪問介護等の在宅サービスを有し、約560人の職員とともに、40の事業所を運営しています。

法人の最大の特色は、40年前の法人創立時において、在宅高齢者やその家族を支えるために、当時は制度になかった「通所介護」や「短期入所」などの在宅サービスを創出したこと、また他に先駆けて365日24時間型の訪問介護を始めたことなど「目の前の課題を解決するために常に先駆的な支援に挑戦してきた」ことにあります。

さらに、嚥下障害のある高齢者のために、日本

「POOマスター」との出会いが法人も地域も変えていく／社会福祉法人小田原福祉会　潤生園（神奈川県小田原市）

潤生園訪問看護ステーション

[施設の概要]

[スタッフ数] 看護師6人、理学療法士2人、事務職1人
[利用者数] 70人（男25人／女45人）[2020年7月]
[開設日] 2014年10月

[所在地等]
〒250-0865 神奈川県小田原市蓮正寺997-1
TEL : 0465-39-5581
http://junseien.jp

で最初に「介護食」を研究・開発し、人生の最期の瞬間まで食事や水分は経口による摂取で支え、医師・看護師・介護士などのチームケアで、自然な看取りの実践を貫いてきました。

運営理念は「人は人として存在するだけで尊い」です。この「人権と尊厳を守る」理念は「市民を介護で困らせない」というモットーになり、法人創立以来40年にわたってさまざまな取り組みに展開されています。

◆在宅支援のための基幹施設における チームアプローチの展開

在宅看護部は、各事業所に看護師を配属して在宅療養の中核を担い、医療依存度の高い利用者や家族が安心して在宅での生活が送れるよう支援しています。2014年には「潤生園訪問看護ステーション」を開設し、どのような状態の方であっても寄り添い、共に歩むことを大切にしています。

当ステーションのある在宅支援のための基幹施設「潤生園在宅介護総合センターれんげの里」には、通所介護・短期入所・訪問介護・居宅介護支援の各事業所等を併設しており、それぞれの事業所とのチームアプローチが構築されています。

排泄ケアに悩む中 「POO マスター」と出会う
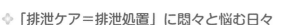

◆「排泄ケア＝排泄処置」に悶々と悩む日々

訪問看護では、日々の訪問で「排泄ケア」を支援している利用者は多く、主治医からは「排泄の

ことは看護師判断でお願いします」と、排泄ケアを全面的に委ねられることも多々あります。ただ、「排泄ケア＝排泄処置」になりがちでした。

浣腸や摘便という処置は、利用者にとって身体的苦痛や負担となることもあります。なるべく自然排便となるよう、服薬調整や温めたタオルで腹部のマッサージを実施していましたが、便を出すことに多くの時間を要する状況でした。また、「排便マイナス○日」で服薬調整や処置がルーチンで行われており、このようなあり方に疑問を感じることもありました。

看護師の訪問に対しても「"便を出してくれる人"が来た」と認識している利用者もおり、このような状況に対して

「何か違う」

「便のことを気にしている時間を、もっと人生の楽しみ等に代えられないだろうか」

と、解決への手立てを見いだせないことに悶々とする日もありました。

◆理事長に勧められた 「POO マスター」の研修

2017年9月、当法人理事長より「排泄に関する興味深い講座があるようだ。看護師さん何人かで参加してはどうか？」との提案がありました。それが「第2回 POO マスター養成研修会 東京セミナー」でした。

2人の看護師を参加させることにしていましたが、出席予定の1人が初日の研修に都合がつかなかったため、代理で私が出席しました。

榊原さんの講義は、私にとってまさに「目から鱗が落ちる」状態で、どんどん話に引き込まれていきました。

「病気や障害があっても、気持ちよい排便を支えるには、『マイナス〇日で下剤や浣腸』から脱却し、食事・移動・薬剤・精神的ケアなど排便ケアの共通言語を持ったチームアプローチが必要」という榊原さんの言葉が、私に「POOマスターをめざしたい」という目標の入口となりました。そして、「ここで学んだことを排泄で悩んでいる人へ広めるために、法人スタッフはもとより、地域の住民の方々へも伝えなければ！」という大きな使命感が湧いてきました。

研修で得た6つの「気づき」

「POOマスター養成研修会」は、初日と2日目は「排便ケアのアセスメント」「排便のメカニズムと病態」、3日目は「事例から学ぶ排便ケア」、4日目は「アクションプラン作成」でした。

この4日間を終了すると、3カ月後に5日目が開催され、内容は「アクションプランの発表」と「認定試験」でした。

私は、この研修会から、以下のような観点が重要であると学びました。

①排便の障害となっている原因を知る

②ブリストルスケールを用いて排便チェック表で評価する

③食事：プロバイオティクス、プレバイオティクスを組み合わせるシンバイオティクスが腸の動きを活性化する

④移動：便秘体操、腹部マッサージ（ツボを刺激する）の実施、いきみの姿勢を整える

⑤精神をリラックスする

⑥薬剤の評価と調整をする

これらを、本人・家族・介護士・看護師・リハビリ職のチームで、「共通言語」をもとに話し合い、お互いが連携して関わること、職種を超えて同じ目標・計画で支援することが早期の自立支援へ結びついていくのです。

事例紹介

次に事例から「排便ケア」を振り返ってみたいと思います。

[事例]

【Dさん　71歳／女性／要介護2】

既往歴：全身性エリテマトーデス

合併症：間質性肺炎、偽イレウス

[状況]

Dさんは、夫・長女・孫の4人暮らしです。訪問を開始する前から腸の蠕動誘導は弱く、腹部はガスの貯留で太鼓のように張り、腹部の苦しさから緩下剤や刺激性の下剤を毎日服用している状況でした。それでも排便がないときは、看護師が浣腸を実施しますが、便性は細い有形便に続いて水様便があふれ出る状態でした。

車いすに乗車できるにもかかわらず、オムツを着用し、その上からバスタオルを巻いて、便意があるとすぐにベッドサイドのポータブルトイレへ移動ができる環境で過ごしていました。ポータブルトイレと食事以外はほとんどベッド上の生活で、看護師が訪問すると話題はいつも便のことばかりでした。

Dさんは、もともと主婦業を一生懸命こなし、趣味の活動も楽しんでいた方なので、便

の問題を解決して、「極力ベッドから離れて過ごすこと」「日常生活の充実感を取り戻すこと」を考え、排便ケアに取り組み始めました。

[改善計画]

まず、腹部膨満の原因は、1日6～8錠服用していた緩下剤の影響ではないかと考えました。そこで、緩下剤の服用錠数を1錠ずつ減量しながら、ブリストルスケールで「3～5」の硬さの便はどのくらいの時間で肛門付近まで下りてくるのかを把握するために、「排便チェック表」の記載から始めました。

Dさんは長年の間、薬に依存してきたため、服薬の調整に不安を抱く可能性もありました。そこで、次のような計画をもとに、排便ケアを実施することにしました。

①緩下剤や下剤の薬効の説明を十分行い、緩下剤を減量する

②刺激性の下剤服用は直腸まで便があることを確認し、少量から服用

③温罨法と腹部のマッサージを実施し、腸の蠕動運動を促進。理学療法士（PT）によるリラクゼーション・運動の実施

④食事指導

⑤排便困難時は緊急対応

[ケア後の実際]

2週間ほどで排便周期が3日くらいであることがわかり、緩下剤を半量まで減量することに成功しました。

その結果、「5の便が4～5の量」が定期的にあり、何よりもガスの発生が抑えられて腹部膨満は解消しました。そして「今日は4の便が5でした」と笑顔で報告してくれるようになりました。「オリーブオイルとキウイフルーツって効果あるわね」など食事の話

題も出るようになり、最近では庭先でキウイフルーツの栽培を楽しまれています。

さらに、腹部の不快感や、突然襲う便意から脱したおかげで、下着を着けてズボンをはき、短時間でも台所に立つ機会ができました。また外の景色にも目が向き、車いすで窓のそばに移動することも多くなりました。

排便ケアが苦痛の緩和だけではなく、ADL向上へと広がりを見せたことを実感して、私たちは大変嬉しくなりました。

「地域」に向けて 「POOマスター」として活動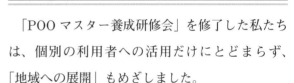

「POOマスター養成研修会」を修了した私たちは、個別の利用者への活用だけにとどまらず、「地域への展開」もめざしました。

【伝達研修】

5日間の研修が修了した後、まずは法人のスタッフに向けて「伝達研修」を実施しました（写真1）。研修室が満員になるほどの反響で、施設スタッフ、在宅スタッフ共に排便の困難事例を抱えての参加だったのだと思います。

当法人は多職種を擁するため、共通のアセスメントツールでケアへつなげることが不可欠です。そこで、ブリストルスケールを用いる「排便チェック表」を共通のアセスメントツールとして活用することは有益であると思いました。

「なぜ、アセスメントが必要なのか」という点は排便のメカニズムを説明することで理解が進みました。特に訪問看護と訪問介護においては、共通する利用者のチェック表があれば、適切な指示や処置へスピーディーな連携がはかれます。

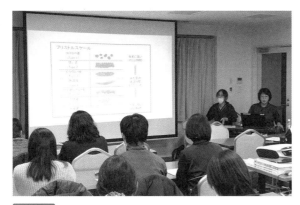

写真1 「伝達研修」の様子

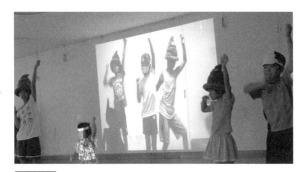

写真2 地域イベント「排便コントロール講座」で踊る子どもたち

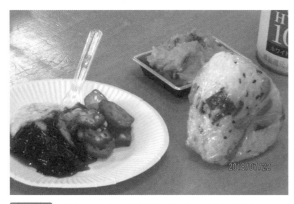

写真3 地域イベントに登場した「うんちの出る食事」

またリハビリ職による支援は、リラクゼーションのためのマッサージや、股関節のストレッチによって、体幹や背部の緊張が取り除かれ、精神的安定へとつながります。

これは、まさに「排泄におけるチームアプローチ」の実現といえるでしょう。

【地域包括支援センター主催のイベントに参加】

今、地域の住民が排便のことで相談できる場所はほとんどありません。また自ら「排泄」を話題にすることには羞恥心があり、1人で悩みを抱えている人が多いのではないかと考えられます。

そこで、地域包括支援センターと当法人の食事サービス部がコラボレーションした企画を実施することにしました。それが「排便コントロール講座」です（写真2、3）。

「なんだかお腹がすっきりしない」

「下痢気味で出かけるのが心配……」

そんな悩みを抱えている方は意外と多いはずで、普段はなかなか話せないことも、この講座では語り合えるとよいと思いました。

実際、「健康のため、美容のため！　すがすがしい毎日を送るため‼　排便について一緒に考えてみませんか？」をスローガンに「排便コントロール講座」を開催すると、子どもから高齢者まで総勢40人が参加しました。

講座では、

①排便のメカニズム

②腹部のマッサージ

③子どもたちによる「うんこダスマン体操」（排便促進体操）

④食事サービス部によるシンバイオティクスのメニューの紹介と試食

⑤お薬手帳の相談

などを実施しました。

参加された皆さんは終始、非常に興味深い表情で関心を寄せ、自然に自らの排便を語ることができる機会になりました。子どもたちにも幼稚園や学校では避けられがちな便の話を、大人が普通に話題にしていることから「うんち」が日常生活において大切であること、恥ずかしいことではない、

などの意識づけができたように思います。

今後も地域の中で排泄に悩みを抱えている方々にセルフケアを知る機会を提供し、安心した生活を送ることができるようサポートしたいと思っています。そして、私たちの地域の中で相談できる場所や仲間が増えることを期待しています。

その延長線上で、看護師は医療従事者の専門性を活かし、誰もが健康でイキイキと暮らせるまちづくりのために貢献したいと思います。

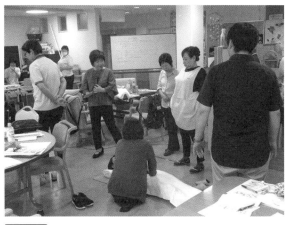

写真4 「潤生園POOマスター養成講座」で職員の質問に答える榊原さん

法人内に高まる 「排便ケア」向上への意識

◆「潤生園POOマスター養成講座」の開催

伝達研修後、法人内で「より深く排便ケアを知りたい！」という要望があり、2018年9月と2019年6月の2回にわたって、榊原さんをお招きしました。それぞれ受講者約30人が集まり、「潤生園POOマスター養成講座（入門編）」を開催しました（写真4、5）。

終日かけて開催した講座の参加者は介護職が大半でしたが、内容が濃く、わかりやすく、講座終了後の感想では
「便を出すことは看護師の業務であると思っていましたが、私たちにもできることがたくさんあるのですね」
「これからは寝たきりの方のオムツ交換のときにマッサージを取り入れてみます」
と目を輝かせながら、支援内容を見直していこうとする声が上がったのです。

ただ単に服薬や浣腸で便を出すのではなく、「気持ちよく便を出す」との意識が生まれました。その後、各事業所には、どこへ行ってもブリストルスケールでの排便チェック表が用いられるよう

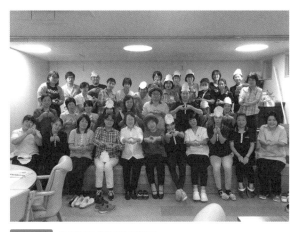

写真5 達成感と満足感で終了

になりました。

◆「潤生園のケアの原点」を振り返ることのできた排便ケアへの取り組み

現在では「4の便が3です」「5の便が4です」との"共通言語"が聞こえてきます。特に入居系施設の介護職員に今まであった「排便ケアは医療の分野で扱うことであり、介護職が口を出してはいけない」という意識が、学ぶことによって変化がみられています。

食べること、排泄すること、そして生活することについて立体的に捉えることができるようになり、「生きる」を支える介護職・看護職として排便のアセスメントは、最も最初に行うべきケアと

いう認識になりました。

　排便のメカニズムを知り、失敗なく安心してできることこそ、「人は人として存在するだけで尊い」と捉える潤生園のケアの原点を再確認する貴重な機会になりました。

＊

　「POO マスター養成研修会」後、当法人での講座や地域住民への排便コントロール講座の開催に協力してくださった榊原さん、地域包括支援センターをはじめとする当法人の多くの仲間たちに感謝します。

　これからも「便秘や下痢の予防」や「気持ちよく出す」メカニズムについて、さらに多くの地域の方々へ広めていきたいと考えています。そのために地域の看護・介護職員、介護支援専門員等を対象にして、「第 2 回 潤生園 POO マスター養成講座（入門編）」の開催、地域住民の方々へ向けた「第 2 回 排便コントロール講座」の開催を企画しています。

　「市民を介護で困らせない」取り組みの重要な一環として、「排泄で困らないまちづくり」に邁進したいと決意しています。

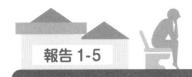
POOマスターの介護福祉士が取り組む「Let's エンジョイケア」の活動

愛宕 悦子●Atago Etsuko

専門学校アリス学園介護福祉学科 非常勤講師
介護福祉士

□ 1974年文京保育専門学校を卒業後、1990年金沢市福祉サービス公社入職。2006年専門学校アリス学園介護福祉学科の教員となり、2010年に退職し、現在、非常勤講師。介護支援専門員、20年にわたって石川県介護福祉士会の役員を務めている。

石原 ノリエ●Ishihara Norie

専門学校アリス学園介護福祉学科 非常勤講師
介護福祉士

□ 1966年兵庫県理容美容専門学校を卒業後、1985年社会福祉法人陽風園に入職し、介護職員として勤務。2006年専門学校アリス学園介護福祉学科の教員となり、2015年に退職し、現在、非常勤講師を務める。

　高齢者や障害者の施設においては、最初に利用者の便を確認するのは、看護職ではなく、介護職のほうが多いでしょう。介護職が POO マスターになることで、"おまかせうんチッチ"の活動はさらに広がっていくに違いありません。

　ここでは、介護職中心で排便ケアに取り組んでいる「Let's エンジョイケア」の活動を愛宕さんと石原さんが紹介します。

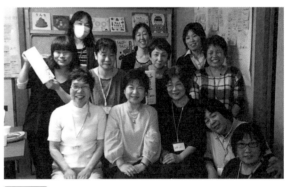

写真1　「Let's エンジョイケア」の仲間たちと榊原千秋さん

　「Let's エンジョイケア」は、金沢市周辺の高齢者施設や障害者施設に勤務、あるいは勤務していた介護福祉士 10 人と看護師 1 人で活動している取り組みのことで、名付け親は榊原千秋さんです。11 人は「POO マスター養成研修会」で出会いました。したがって、全員が POO マスターになっています（写真1）。

　本稿は、榊原さんからお声かけいただき、「Let's エンジョイケア」での POO マスターの活動を報告するものです。愛宕・石原が代表して執筆を引き受けましたが、メンバー 2 人からの事例

報告もあります。

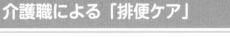

「POO マスター」で気づいた介護職による「排便ケア」

◆障害者・高齢者施設の「排便」の現状

　私たちは、共に介護職を養成する専門学校の教員を務め、今、非常勤講師となっています。「これからの人生、何か面白いことをやりたいね」「今、何をするべきかな？　何ができるかな」と 2 人で話し合う中で、"介護現場の悩み"につい

図1 実践報告会の演題

実践する力を共に学ぶ実践報告「歩みだす力」 発表抄録

1. 思いに寄り添うケアを目指して〜全てはお腹すっきり〜
   第二万陽苑　國奥由香里、寺嶋外良美

2. 個別性のある排便ケアの実践〜快適な排便を目指すために〜
   万陽苑清風館　白石律子

3. 障害があっても大丈夫〜自然排便を目指して多職種連携〜
   アカシヤの里　寺岸利花

4. 発展途上のケア〜腸すっきりで毎日笑顔〜
   老人保健施設アップル　鷺森静代

5. 事例から排泄ケアを振り返って〜下剤が減薬できた〜
   れんげの郷　折戸美代子、小堀美智子

て考えるようになりました。

　障害者施設のケアスタッフにとって、抗精神病薬の副作用による便秘は長年の課題です。排便や下剤に対するスタッフの意識としては「便秘になって病気を発症するくらいなら、下痢便でも排便があるほうがいい」「下剤による下痢便は仕方がない」などが多くあります。そして、医師の処方や指示に従い、「下剤の内服」「座薬」「浣腸」を行ってきました。しかし、下剤の調整は難しく、排便は下痢便になってしまいがちで、便失禁が多く見られていました。

　一方、高齢者施設では、便秘3日目で下剤、4日目で座薬、5日目浣腸というルールで、一律に対処されているところが多いように思います。下剤のコントロールは医師・看護師任せで、介護職が排便に対応するのはトイレ誘導くらい。あとは、下剤による便失禁、その汚れの清拭・シャワー・着替え、あとしまつの掃除・洗濯、そして排便による皮膚のただれのケアなどの対応に追われていました。

◆介護福祉士としての アクションプランづくり

　そんなおり、榊原千秋さんから
「赤ちゃんから高齢者まで、生まれてから最期の日まで病気や障がいがあっても誰もが気持ちよく排泄できる社会をつくろう！」
と、POOマスターへのお誘いがありました。

　そして2017年10月、石川県介護福祉士会が開催した「POOマスター養成研修会」に、看護師1人を含む11人が集まりました。榊原さんは「"ブリストルスケール"でしっかり記録することにより、排便ケアができます」と説明し、この榊原さんとの研修時間は、知らなかったことを知る喜びで、ワクワク、ドキドキと楽しいものでした。

　「POOマスター養成研修会」では、自分たちの目標を達成するため、「ありたい姿」「なりたい姿」「現状」「実践する姿」という4つの視点で分析する「アクションプラン」をつくるのですが、私たちの「ありたい姿」は「介護福祉士のやる気、能力を引き出す人づくり」で、具体的には「仕事

が面白い、毎日の充実感、さらなる向上心、仲間を増やす」をめざすものにしました。

また、「なりたい姿」は、①トイレで気持ちよい自然排便をめざす、②多職種と連携ができる、③排泄ケアを通して介護の仕事の魅力を伝える、というものでした。

◈ 介護専門職として「排便ケア」ができる！

私たちは利用者の一番身近にいて生活を支える専門職でありながら、利用者にとって一番切実で、尊厳にかかわるものである「排便」に対して、知識がないばかりに、「下剤→座薬→浣腸」という現状をどうすることもできませんでした。

しかし、POOマスター研修で「とことん当事者」「自分ごととして考える」という理念に出会って、大変感動し、利用者の苦痛を思いながらも下剤によって大量に出た下痢便の後始末だけを仕事としていたことを申し訳なく振り返りました。

一方、ブリストルスケール（以下：BSS）というツールを使えば、介護職も多職種と連携することで「排便ケアができる」ということを知ったのは大きな希望となりました。

「POOマスター養成研修会」で排便ケアについてさまざまなことを学んだことで、「介護の専門職として"排泄ケア"を通して介護の仕事の魅力を伝えられるのではないか」と、今は思います。

活動のベースとなる「楽しく食べる時間の共有」

◈ 介護福祉士主催の「実践報告会」を開催

初めての「POOマスター」研修から1年半の実践を積み重ねた私たちは、2019年3月に「排便ケアの実践力を身につけよう」をテーマに、石川県介護福祉士会主催で実践報告会を行いました。

「排便ケア」に介護職の関心は高く、介護福祉士養成校の学生12人を含む67人の参加がありました。そのときの演題が図1です。

この研修後にPOOマスターになった介護福祉士は、3人もいました。

◈ 「Let's エンジョイケア」の日常の活動

私たちの活動は、まず月1回のペースで仲間とおいしく楽しく食べる時間を共有することから始めました。「食べることは生きること」「腸を元気にして美人になろう」と自然な排便を促すための食材で献立を考え、調理して食べる集まりです。毎回、笑顔がはじける楽しい時間となっています。

献立内容は、もちろんネバネバ食品が中心。加賀野菜のさつま芋五郎島金時、小坂蓮根、発酵食品や麹菌をつかって、食物繊維を美味しく多くとれるように考えたものです。糠床で漬けた大根の葉っぱの便秘効果の発見もありました。

畑で育てたバジルから、バジルソースのジャガイモ和え、草餅、芋甘酒、蓮根と豚バラ肉のニラソース和え、五目おこわなどの食事の後、それぞれが、排便ケアの進捗状況やアセスメント表を持ち寄り、困っていること、よかったことなどの「腸きれいカフェ」です（写真2）。

時には、地域の施設に出かけて、「腸きれいカフェ」を行って交流します。写真3は市内のケアカフェに招かれたときの集合写真です。このときは、「POOマスター」の話をしながら、バナナ便の大きなお便りが私たちの健康を守ることや、それにはどんな食生活や生活習慣を取り入れたらよいかなど、持参した手づくりヨーグルト・クッキー・野菜サラダで楽しみました。公民館のオレンジカフェでも「うんこコミュニケーション」で「バナナ便のうんこ」が出る知恵を出し会い、そ

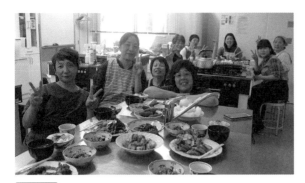

写真2 毎回、笑顔があふれる「腸きれいカフェ会」

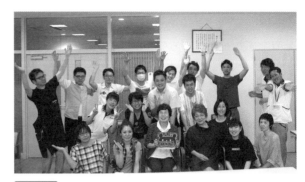

写真3 ケアカフェの関係者と一緒に

の後、ストレッチ体操をしました。

2020年2月には保育園に招かれて、園児たちと味噌づくりを楽しむといった活動もしました。

こうして、「Let's エンジョイケア」の11人のPOOマスターは研修の学びを、さまざまなところで実践していきました。

障害者支援施設での「POO マスター」の実践

金沢市粟崎町にある社会福祉法人「アカシヤの里」は、障害者支援施設を運営しています。最初の「POO マスター養成研修会」に、この法人から看護師と介護福祉士（支援員）が参加しました。「Let's エンジョイケア」の仲間である、この2人は研修後、すぐに利用者の自然排便を法人全体でめざすことにしました。

その結果、今では泥状の便失禁をする利用者がいなくなりました。ここでは、寺岸利花さんの実践発表から、その経緯を紹介します。

「アカシヤの里」での取り組み

寺岸 利花

アカシヤの里では、POO マスターの研修受講後に以下の提案をして取り組んできました。

1）食堂にパネルを貼付

利用者が集う食堂に「よい排便に役立つこと」を描いたパネルを貼りました（図2）。

2）情報の周知

POO マスター受講時に学んだ必要な資料をもとに多職種に伝達研修をしました。腹部マッサージや便秘のツボ押し等を行い、多職種に理解と協力を求めるとともに、情報を周知しました。

3）利用者・家族への説明

利用者と家族に説明し、排便ケアについての了解を得ました。

4）アセスメント表 BSS の導入

・施設内で「BSS 会議」を開いて、そこでアセスメント表 BSS を検討します。その中で、「食物繊維の摂取目標量（20 g 以上）は、摂取するのが給食だけでは限界があること」「できるだけ下剤に頼らず、食事やサプリメント（水溶性食物繊維）を摂取すること」「腸内の細胞が生まれ変わる3カ月のスパンを目安に、食事・水分・運動などよりよい排便習慣に地道に取り組むことを継続すること」などを確認します。

・施設の条件に合わせて「排便チェック表」を作成します。

・現場で排便量の記載を統一し、カラーの排便の性状とスケール表のついた「排便チェック表」

図2 食堂に貼ったパネル（一部）

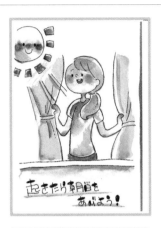 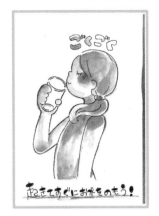 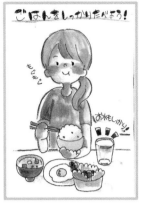

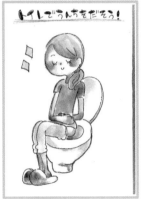 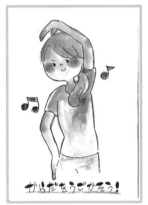 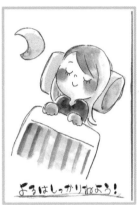

ファイルを準備します。一目でわかるように「1人／1枚／1カ月」として、便が出ない日は空欄とします。

アセスメント表は改良を重ねており、誰でも簡単に記入できるようにして、下剤の使用量等も記載するようになりました。

5）さまざまな場での「多職種連携」

・「排便チェック表」をもとに、利用者個々の排便周期を把握します。下剤を調整し、介護福祉士（支援員）・管理栄養士・看護師で情報の共有、評価を行い、1人ひとりに合わせた対応を考えます。

・職員を対象に排泄についての研修を行い、共通理解を深めます。

・利用者を対象に「いいウンチが出るためにはど

うしたらよいか」を、イラストを用いて興味が持てるよう視覚的にもわかりやすくします。

・管理栄養士と現状の食物繊維の摂取量や献立の工夫、食物繊維の取り方等の検討を行います。

・看護師や作業療法士と協力して毎朝の朝礼で好きな音楽に合わせて体操を楽しみます。

6）往診医への相談

月1回、往診医に、家族の理解の状況とBSSのチェック表をもとに、介護職と看護職が一緒に利用者の精神状態、下剤の種類、量について詳しく相談できるようになりました。

7）サプリメントの積極的摂取

今後もできるだけ下剤に頼らず、食事の工夫やサプリメント（水溶性食物繊維）を摂取していく方針を決めました。健康管理計画では食物繊維の

強化食品の使用（ヨーグルト・ゼリー・豆腐・シュウマイ等）、生野菜、果物の使用率を増加します。週1日麦ご飯を提供します。毎朝の体操、活動時の運動、歩行を行います。作業療法士と協力して活動プランを考えます。

ここで事例を報告します。

［事例1］バナナ便が出るようになった

【Aさん　67歳／女性／障害支援区分6】

現病歴：反応性精神病

既往歴：誤嚥性肺炎

［状況］

Aさんは障害者支援施設に入所しています。毎日、シンラックを5滴服用、排便なし3日目で浣腸していました。便の性状は、ほとんど軟便〜水様便でした。

［改善計画］

「POOマスター養成研修会」に参加して排便周期を知り、サプリメント（水溶性食物繊維）の飲用を開始しました。毎日のシンラックは中止し、排便なし3日目でシンラック10滴に変更しました。そして、4日目でレシカルボン座薬を挿肛します。

毎日、サプリメントの飲用を開始しました。また、本人の排便確認を確実に行うため、視覚的にわかりやすいマグネットタイプの排便チェック表（本人用）を作製しました。このチェック表は、お楽しみとして10個溜まったら好きな食べ物を購入できるようにしています。

職員についてはBSSを使用した排便チェック表を作成して、医師・看護師・管理栄養士と連携しながらサプリメントの量を調整していきました。そして、バナナ状の便が1〜2日おきに出るようになりました。

［ケア後の実際］

Aさんは、下剤の使用が減ったことで、歩行しながらの便失禁がなくなり、トイレでの自然排便（普通便）が増えて、職員も本人も喜びました。その結果、「便が出ることは嬉しいことだ！」という雰囲気が施設全体に広がりました。

排便周期のアセスメントが大切です。今までは一部の排便困難者に限定していましたが、今後は利用者全員に行うような取り組みをしていけないかどうかを提案します。

また、利用者の高齢化に合わせた、運動不足を解消する“楽しみながら身体を動かす活動メニュー”を作業療法士と協力して取り入れていきたいと考えています。

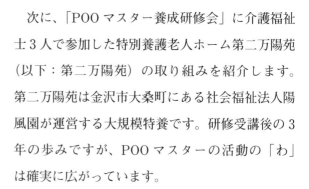

特別養護老人ホームでの「POOマスター」の実践

次に、「POOマスター養成研修会」に介護福祉士3人で参加した特別養護老人ホーム第二万陽苑（以下：第二万陽苑）の取り組みを紹介します。第二万陽苑は金沢市大桑町にある社会福祉法人陽風園が運営する大規模特養です。研修受講後の3年の歩みですが、POOマスターの活動の「わ」は確実に広がっています。

特別養護老人ホーム「第二万陽苑」での取り組み

茜　麻里

「第二万陽苑」は、眺望絶景の医王連峰や眼下

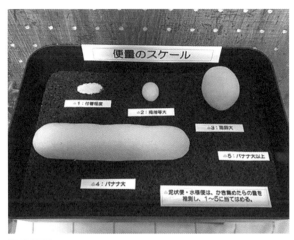

写真4 手作りの「便量スケール」

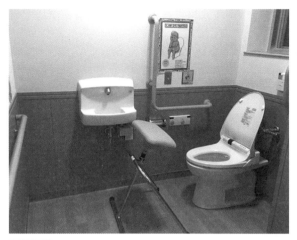

写真5 トイレの前に設置した「楽助さん」

に映える犀川が展望できる高台に位置し、四季折々の季節が体感できる豊かな自然に抱かれた地にあります。1985年に開設して35年になり、他県の方からは"老舗"と言われています。スタッフ数は74人（うち介護職員50人）、入居定員数は160人（うち10人は短期入所）となっています。

特徴のあるケアとしては、「笑顔を引き出すケア」「看取りケア」「ライフサポートアドバイザー（LSA）によるケア」「理学療法士や歯科医師と連携したケア」などがあり、"うんこ研究会"も立ち上げて排泄ケアに積極的に取り組んでいます。POOマスターの研修受講後には、以下の提案をして取り組んできました。

1）排便チェック表とBSSの周知

排便コントロールが困難な利用者数人を対象に、「排便チェック表」を記載しました。BSSを職員に覚えてもらうため、「排便チェック表」の表紙の裏、排泄台車、スマホの待ち受け画面など職員が目のつくところにBSSの図を掲示しました。

2）他施設の見学

他施設へ見学訪問し、「排便チェック表」の活用方法やPOOマスターの役割について質問しました。また見学施設の「便量スケール」を参考に

して自施設のものも作成しました（写真4）。

3）姿勢補助用具の購入

排泄時の前屈姿勢（排便姿勢）を安定して取ることができる姿勢補助手すりの「楽助さん」（イデアシステム）を購入しました（写真5）。しかし、上手に使いこなせず、利用者から「じゃま助さん」と言われることがありました。

4）「ロダンくんのポーズ」のポスターを貼る

正しいうんこの姿勢である35度前かがみの「ロダンくんのポーズ」のポスターをトイレに貼りました。

5）排便のための食事の工夫

サプリメント（水溶性食物繊維）を5人の利用者に、毎食時大さじ1杯（約6g）×3回／日で、お茶やみそ汁に入れて提供しました。また乳酸菌飲料やヨーグルトも提供し、できるだけ薬に頼らない排便のための食事を工夫しました。

6）施設全体へ理解

2019年4月に「うんこ研究会」を発足しました。メンバー5人のうちPOOマスターが3人います。主な活動は毎月1回の「報告会」で、排便ケアの失敗例や成功例について話し合っています。その場での話を全体の職員会議でも発表し、排便

ケアについて、施設全体でもっと理解を深めてもらうようにしています。

ここで事例を報告します。

[事例2]

【Bさん　82歳／女性／要介護3】

日常生活自立度 B2

既往歴：子宮筋腫手術（33歳）

[状況]

Bさんは「水分をこまめに摂っているのに、便が硬くてコロコロ便が多い。排便後もなんとなくスッキリしない」と悩んでいました。排便は4日に1回、硬くてコロコロ便で、10分以上便座に座っていることが多い状態でした。

[改善計画]

まずは「排便チェック表」に記載して排便のアセスメントを行いました。排便周期を確認し、4日に1回の排便で、月に2回ほど下剤を使用していることから、弛緩性便秘ではないかと考えました。

看護師や管理栄養士と相談し、刺激性下剤の使用や腸内フローラルの改善（水溶性食物繊維をお茶に入れ、朝食時に毎日乳酸菌飲料を飲んでもらう）を行いました。

また、理学療法士と協力し、リハビリや腹部マッサージ、車いすの移動や排泄の一連の動作について観察を行いました。Bさんは、車いすを両手駆動で自走できるため、移動距離を増やして運動量が減らないように気をつけることにしました。

「少しでも自分でできるところは行ってもらい、できないところはお手伝い」を基本に、趣味の縫物を生かし、スタッフステーションで衣類の直し等を行っています。お喋りしたり、笑ったりと生活にメリハリをつけるよう本人にも意識してもらい、副交感神経を少しでも優位にする生活習慣リズムを心がけました。

[ケア後の実際]

以上を考慮して排便ケア計画を実践したところ、Bさんの便の性状に変化がみられ、BSSの番号で「1」のコロコロ便や「2」の硬い便だったのが、「3」やや硬い便・「4」普通便・「5」やや軟らかい便が目立つようになってきました。

本人も「最近コロコロした便が出なくなったわ。少し楽になった」と言われるようになりましたが、腹部のはりやスッキリ感には課題が残っています。

「POOマスター」になって、職場内で「うんこの会話が増えてきた！」「うんこは楽しい！」「BSSを知ることで排泄への意識が高くなった」ように思えます。

今後は「排便のアセスメント」を排便困難者だけでなく、利用者全員に行っていきたいと考えています。そして、副交感神経を優位にする生活リズムを施設全体に広めていきたいです。多職種連携の架け橋となり、利用者の笑顔を引き出すお手伝いができるようPOOマスターとして楽しくケアを行っていきたいと思っています。

美味しいものをつくって食べ、ケアを楽しいものに

最後に、「Let's エンジョイケア」の11人が「POOマスターになって何が変わったか」につい

て語った声をまとめます。

「自分自身やまわりの家族の便秘は、食事や副交感神経を優位にする体操などで、下剤に頼らずとも、すっきり排便ができるようになった」

「現場の職員はどの職種でも排便ケアができる。BSS の活用で多職種連携ができる」

「自然排便ができると利用者や職員、みんな笑顔になって、職場が前向きになった。活気が出てきて仕事が楽しい。自信が持てた」

「“腸きれいカフェ”で食の変化があった。調理をすることが楽しい。麹菌との出会いがあった」

「食事や飲水の工夫など職場で情報の共有ができた。職場にうんこ研究会ができた。施設の環境を整えることができた」

「便秘のツボやマッサージの効果が実感できた。長寿菌で免疫力アップできることを知った」

そして、みんなに共通することは「排便ケアができることは楽しい」です！

在宅に、施設に、地域に「うんこのことをマスターした」POO マスターがいたら、どんなに高齢者は心強いことでしょう。2025 年問題と言われる「団塊世代が 75 歳を迎える超高齢社会」は医療や介護の財政を圧迫すると言われてきました。POO マスターの活動はこれを乗り越える「鍵」になるのではないでしょうか。

介護が必要になり、下剤で下痢便をしてしまって、「ごめんなさい」「申し訳ない」「生きていてもいいかね」という想いを高齢者にさせてよいわけがありません。

「Let's エンジョイケア」の POO マスターは、腸内環境をよくする食材を見つけて、育てて、調理して、食べて、互いに学んで、活動していくうちに、みんなとってもパワフルに明るく元気になっていきました。快便になると、みんな笑顔に

図3 「Let's エンジョイケア」のマスコットイメージ

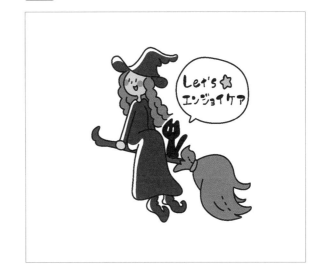

なります。それを見て、まわりも笑顔になります。排便ケアを通して、「ケアするって、ケアされること」と実感しました。

メンバーの石原は、「家庭菜園から収穫した食材は絶品！」と言い、大自然からの贈り物をたちまちにして美味しい料理にしてしまいます。まるで「Let's エンジョイケア」のマスコットである魔女のようです。この魔女には私たちのたくさんの夢が託されています。現在、公益社団法人日本介護福祉士会が主催する介護福祉士基本研修の担当をしています。この中に「POO マスター養成コース」ができたら、介護職は今よりも、もっと魅力溢れるあこがれの職業となることでしょう。魔女になりたい私たちです（図3）。

「Let's エンジョイケア」の活動は「腸が喜ぶ美味しいものをつくって食べて、互いに学んで、ケアをすることは楽しいことだと伝えたい」というもの、その究極の目標は「老いることを幸せなものにしたい」です。これからも、POO マスターの活動の「わ」を広げていきたいと思います。そして、みなさま、あなたも POO マスターになりませんか？　いいことがいっぱいありますよ。

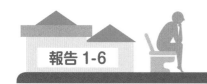
「とことん当事者」の考えを大切に
POOマスターとして看護を展開

太田 晃子 ● Ota Akiko

訪問看護ステーションややのいえ
管理者
看護師

□ 独立行政法人国立病院機構刀根山病院付属看護学校卒業後、刀根山病院（現・大阪刀根山医療センター）病棟勤務。その後、特別養護老人ホーム勤務を経たのち、2017年から現職。2019年から管理者。

　「POOマスター養成研修会」創始者である榊原千秋さんが代表を務める「合同会社プラスぽぽぽ」が運営する「訪問看護ステーションややのいえ」には、多くのPOOマスターがいます。そのうちの1人、太田さんはずっと悩んでいた「排便ケア」に、今では自信をもって取り組めるようになりました。ここでは訪問看護師が行う「排便ケア」の実際を太田さんが報告します。

　石川県小松市は、日本のほぼ真ん中の南加賀に位置します。東には日本三名山の1つ「霊峰白山」がそびえ、西は日本海に面しており、豊かな自然と美しい景観に恵まれています。

　「歌舞伎十八番の内勧進帳」の舞台となった安宅の関跡があることから、「歌舞伎のまち」と言われています。建設機械コマツ発祥の地であり、古くから「ものづくりのまち」として発展してきました。住民同士の絆が深く、助け合いの精神が強いフレンドリーなまちです。

　「訪問看護ステーションややのいえ」は2016年4月に開設されました。「とことん当事者」「人として出会う」「自分ごととして考える」「十位一体のネットワーク」を大切にしています。

　本稿では、訪問看護における「排便ケア」について報告します。

「ややのいえ」であらためて気づいた排便ケアの大切さ

◆見学した翌日には転職を決意

　看護学生時代、実習の中で一番ワクワクしたのが訪問看護でした。「いつかは訪問看護をやってみたい」、私は病院に勤務しているときから、ずっとそう思っていました。

　あるとき、「ややのいえ」の取り組みがNHKで放送され、それを見た私は「こんな活動がしてみたい！」という衝動にかられ、放送の翌日には「ややのいえ」を訪ねていました。

　そんな突然の訪問者を「ややのいえ」のスタッフは温かく迎えてくれました。見学し、皆さんの話を聞いていて、「こんなところで働けたら幸せだなぁ」と思っていたら、「今、看護師募集中！」と聞き、迷わず転職を決意しました。この決意が「ややのいえ」代表で「おまかせうんチッチ」「P

[スタッフ数] 看護師7人、理学療法士2人、事務職3人
[利用者数] 60人(男28人／女32人)[2020年10月]
[設置主体] 合同会社プラスぽぽぽ
[開 設 日] 2016年4月1日

[所 在 地 等]
〒923-0945 石川県小松市末広町88
TEL：0761-48-4988
http://sorabuta.com

[施設の概要]

OOマスター」の生みの親・榊原千秋さんとの出会いにつながりました。

◆「マイナス3日神話」からの脱却

私はそれまで、病院や特別養護老人ホームの勤務経験がありますが、常々、排便に関してはジレンマを抱いていました。

どんな人であれ「3日間便が出ないと下剤を使用する」(POOマスターの中ではそれを「マイナス3日神話」と呼んでいます)、それでも出ない場合はさらに下剤を追加するということが当たり前のように行われていました。しかし、下剤を使用することでダラダラと軟便が続く人、下痢になる人が多く、本当にそれでよいのか？　そう疑問に思いながらも、知識がないため何も言えず、私もそのケアを続けていました。

「ややのいえ」で訪問看護に従事する中、「POOマスター養成研修会」で排便ケアについてさまざまなことを学びました。すると、今までに携わった排便に問題を抱えた方々の顔が次々と浮かんできて、「こうすれば改善されたかも」「こうすればもっと楽に排便できたかも」と考えている自分がそこにいました。

◆「とことん当事者」の視点で排便ケアを

「便が出るのは当たり前のこと、だから今さら排便ケアなんて」と思っている人が、もしかしたらいるかもしれません。そして「便秘や下痢になれば、まず薬を使用する」という考え方がまだまだ一般的でしょう。

しかし、排便の問題は1人ひとり理由が違います。全ての人が「同じ方法」で解決できないのです。ただし、「排便状況」が整えば生活も整うために、確実にQOLは向上します。それほど排便ケアは大切なものなのです。

「ややのいえ」の理念である「とことん当事者」は、排便の問題においても重要な視点となります。今、その視点で排便ケアに携われることにやりがいを感じています。

「排便ケア」はアセスメントが重要

適切な「排便ケア」を行うためには、どこが障害されて排便困難になっているのか、丁寧にアセスメントすることが重要です。訪問看護ステーション「ややのいえ」で関わった「排便ケア」の事例を振り返ってみたいと思います。

[事例1] 骨盤底筋群に問題があった！

【Kさん　90歳代／女性／ケアハウス居住】

病名：便秘症、溢流性尿失禁、認知症

既往歴：子宮脱術後、直腸脱術後

[状況]

Kさんは町の写真館に嫁ぎ、若くして夫を亡くされた後も、ご自身がカメラマンとして働いてこられました。骨董品や美術品が好きで、絵画等にも造詣が深い方です。穏やかな

中にも意志の強さを感じます。認知症はありますが、デイケアへ通い、ヘルパーの援助を受けながら、ケアハウスで1人暮らしを続けています。

60歳代で子宮摘出術を受け、80歳代で直腸脱の手術を受けました。肛門は人差し指1本分程しか広がらなくなりました。そのため、努責をかけても便が通過せず、苦痛を伴うために排便困難感が強くなっていました。すっきり排便できず、直腸内で水分を失った硬便が多量にたまり、長時間膨らみ続けた直腸は風船のように巨大化していました。

週1回、病院またはデイケアで摘便をしていましたが、直腸が拡大していることから便が直腸内で動き、スムーズな摘出ができません。そのため、悶絶しながら摘便を受けている状況でした。

Kさんは、生活に支障を来すほどの便秘で、排便コントロールのために入退院を繰り返す生活を送っていました。ケアマネジャーから相談を受け、Kさんへの訪問看護がスタートしました。

Kさんの子宮脱・直腸脱の原因は骨盤底筋群の緩みでした。骨盤底筋群は、骨盤内の内臓を支えるとともに、尿や便をためたり出したりと排泄を助ける役割を果たしています。Kさんはこの骨盤底筋群が緩んでおり、臓器が下垂するほど重症でした。そのため、排便時に努責をかけても骨盤底筋群の助けが得られず、便の排出ができない状態になっていました。

[改善のためのケア]

〈まずはリラクゼーションのケアから〉

苦痛を伴う排便を繰り返していたKさんは、「排便＝痛いこと」と考えていたため、排便ケアを受けることに対して、緊張で体が硬くなっていました。そこで、私たちは気持ちのよいケアを初めに行い、リラックスすることで副交感神経を優位にし、排便しやすい状態に導くことにしました。

まず、腹部を中心にマッサージを行い、腸蠕動を促すとともに、全身を緩めていきます。痛みの強い肛門部は温タオルで直接温めます。肛門部を温タオルで温める際には肛門周囲の観察を行います。Kさんは直腸脱の治療のため、肛門周囲が縫合されており、その糸のひきつれが原因で痛みが増強していることがわかりました。

また、多量にたまった便で肛門が開いた状態が続き、漏れ出た便が付着して肛門周囲がただれていることがあり、それがまた苦痛を引き起こしていたことに気づきました。

〈直腸診で便の有無と性状を確認〉

Kさんの緊張が緩んだところで直腸診をして、便の有無と性状を確認します。この後の対応は、Kさんの便の有無と性状によって変わります。

例えば、Kさんの状況では、ブリストルスケール（以下BSS）1〜3と硬めであると努責をかけても自力で排便することは困難と考えられるため、看護師はKさんの左下腹部を圧迫しながら、少しずつ摘便を行い、硬便を取り除きます。BSS4〜5の普通便が確認できた場合は、トイレへ誘導します。

〈正しい排便姿勢をとる〉

正しい排便姿勢（かかとをあげて、前傾姿勢をとり、直腸肛門角を鈍角に）がとれるように足台を使用するなどして環境調整を行っ

た上で、排便を試みます。このとき看護師は、左下腹部と肛門横の臀部を下から上へ圧迫します。臀部を下から上へ圧迫する看護師の手のひらが、骨盤底筋群の代わりになるイメージです。Kさんの努責に合わせて圧迫を加え、排便を介助します。

〈便性を整える〉

便性がBSS4～5と整っていれば、左下腹部と肛門横の臀部を圧迫する介助だけで排便できることもありますが、直腸内の便を出し切ることができないときもあります。BSS1～3だと硬くて出し切れず、BSS6だと軟らかすぎて押し出すことが困難です。そのため乳酸菌飲料で腸内環境を整えたり、適宜受診同行を行い、主治医と連携して下剤の調整を行い、便性を整えていきました。

〈下剤の効果を評価する〉

極端な硬便や軟便に偏ることは少なくなりましたが、それでもセンノシドなど刺激性下剤が必要なときもありました。看護師としては、反応便として確認したいところですが、Kさんには認知症があり、またケアハウスの自室での排便を詳細に確認するのは困難な状況でした。

そこで、看護師は主治医に相談し、レシカルボン座薬を処方してもらうことにしました。レシカルボン座薬は直腸内で徐々に炭酸ガスを発生し、蠕動運動が更新することで生理的な排便を促す薬剤です。通常、10～30分で効果が発現するので、限られた訪問看護の時間内で自排便の観察までできるのではないかと考えました。

なお、全てのケースでこうした薬剤が必要というわけではありません。直腸診で便が確認できる状態であっても、人によっては便意がないという場合があります。便意がないままでの自排便は困難なので、便意を呼び起こすために腸蠕動を促す腹部マッサージを行うわけですが、それだけでは便意が生じないケースもあります。Kさんもそのタイプで、マッサージに加え、レシカルボン座薬で直腸を刺激することで、しっかりと便意を感じられ、看護師の訪問時間中にトイレに行くことができました。

このようにして観察を繰り返す中で、便性が整っていること、正しい排便姿勢をとること、便意とともに効果的な努責をかけること、看護師の手で骨盤底を支える介助をすることで、短時間でスルリと排便できることが多くなりました。高齢であるKさんにとって体力的な負担もずいぶんと軽減されたようです。

〈排便チェック表の必要性〉

排便介助後は、便を確認し、その結果を「排便チェック表」に書き込み、記録します。排便ケアを行う上で、対象者の排便周期を捉えることは必須です。的確に捉えるためには、介入当初は集中的に、できれば毎日訪問するのが望ましいのですが、頻回訪問が叶わないことは多いです。そういう場合、私たちはデイケアなど他サービスと連携し、「排便チェック表」を共に記録してもらうようお願いしています。

なお、排便周期は、食事内容・量、健康状態によって変化することがあります。排便周期が変化することも想定し、「排便チェック表」は継続し続けることが重要です。

〈排便ケアはルーティン化しない〉

当ステーションは担当制ではなく、複数の

看護師が交代で利用者を訪問するスタイルを
とっています。そのため情報を共有し、ケア
の内容を統一することには注力しています。
ケアの流れには意味があり、その順番も重要
なので、皆が同じことを同じようにできるこ
とは大切です。

　ただし、それと同時に「利用者の状態はい
つも同じではない」ということを強く意識す
る姿勢を共有しています。「痛みが強い」「倦
怠感がある」など、利用者には体調が優れな
い日もあります。ですから、ケア内容もルー
ティン化せず、訪問のたびに1人ひとりの
看護師が摘便の要不要、自力排便の可否等を
検討し、ケアに当たるようにしています。

　直腸内の便を出し切ることは大切です。し
かし、「訪問看護＝便出し」ではありません。
訪問のたびに、今、少々痛みを伴っても便を
出したほうがよいか、それとも苦痛を伴って
まで便を出し切らなくてもよいかを考える必
要があります。「排便チェック表」はその日
のケア方法を決定するための判断基準にもな
ります。

　排出された便を見たKさんは「あらぁ」と恥
ずかしそうに、でも満足そうに微笑まれます。そ
の表情を見るとこちらも嬉しくなります。

「触れること」の大切さを 実感するさまざまなこと

◆「玄米ホットパック」を使ったマッサージ
　私のPOOマスター養成研修会での一番の気づ
きは「触れること」の大切さです。

　POOマスターになる前は、排便に問題を抱え
た人の体に直接触れることはあまりありませんで
した。しかし、「なぜ気持ちよく排便ができない
のか」「この方の腸や体はどんな状態なのか」な
ど、触れればわかることがたくさんあります。例
えば、左腸骨内側を触り、硬く触れるものがあれ
ばそれは「便」です。下行結腸まで便が下りてき
ていることがわかります。

　一方、「冷え」や「痛み」があると、交感神経
が優位になって「腸蠕動」が弱くなります。そこ
で「ややのいえ」では玄米を中に入れた手づくり
ホットパックを使用することがあります。電子レ
ンジで2分ほど温めるとやさしい温かさのホット
パックの完成です。

　これを使って、温罨法や腹部マッサージをして
お腹が緩むと下半身全体も少しずつ緩んできます。
血流がよくなり、温かくなります。それと一緒に
気持ちも緩みます。

　訪問看護では、腹部マッサージを取り入れてお
り、マッサージ中に気持ちよさそうに眠ってしま
う利用者もいます。温かな気持ちでマッサージを
していると、マッサージしているこちらも心地よ
くなってくるから不思議です。

◆リラクゼーションコーナーで 気持ちも体も緩んでいく来場者
　「レッツうんこコミュニケーション2017」（子
どもから大人まで、楽しみながら排泄のことを知
り、うんこやおしっこに親しむことができるイベ
ント）や「福祉ふれあいフェスティバル in こま
つ 2019」（障がい・世代・国籍にかかわらず、
多くの人が集い、さまざまな体験を通して理解を
深めるイベント）に参加しました。

　ここで、POOマスターの仲間たちと副交感神
経を優位にするためのリラクゼーションコーナー

を設け、アロマのクリームを使用し、ハンドマッサージを行いました（写真1、2）。

参加者は
「はぁ、気持ちいい。ありがとう」
「こんなんしてもらったことないわ」
などと皆さん口々に話されます。

人は意外と、日々の生活の中で体に触れてもらう機会は少ないのかもしれません。特に高齢になると肌に触れる直接的なスキンシップの機会はグンと減るように思います。

排便に問題を抱えている人は、手が冷たく硬い人が多いです。ハンドマッサージは場所を選ばず、座ったままでもできる有効なリラクゼーション方法です。ゆったりマッサージを行いながら排便の悩みなどを聞き出していきます。初対面の来場者であってもリラックスしてくるとデリケートな排便の悩みを少しずつ話してくれます。

マッサージが終わるころには気持ちも体も緩みます。ガチガチに緊張していては気持ちのよい排便はできません。人の手のぬくもりを肌で感じることがリラクゼーションにつながります。

❖子どもたちに「便育」を展開したい

私には小学生の娘がいます。繊細な性格で緊張するとすぐに便秘をしてしまいます。そんなときは夜寝る前にゆったりとお腹を中心に全身をマッサージします。そうすると気持ちよさそうにすやすやと眠りにつき、翌朝に排便できることが多いのです。リラックスして副交感神経が優位になるからでしょう。

我が家のトイレにはブリストルスケールの表が貼ってあります。娘が排便すると、トイレから「ママ〜、4番出たよ〜」と報告してくれます。

子どものころから自分のうんこを観察し、健康状態を把握できるようになることは非常に大切な

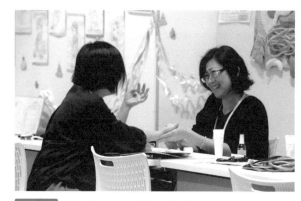

写真1　ハンドマッサージでリラクゼーション

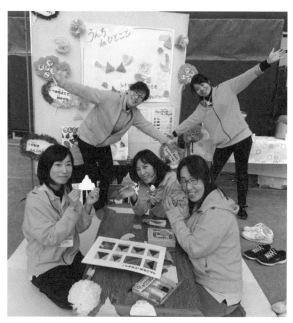

写真2　「ややのいえ」のPOOマスター

ことだと思います。子どもはうんこの話をすると「イヤ〜」と言いながらもニコッと笑います。うんこは、なんだか汚くて恥ずかしいもの、でもなんだかおもしろおかしいもの。子どもはうんこが大好きなのです。

大便は「大きな便り」、小便は「小さな便り」と書きます。便育とは、排泄が体からの大切な「お便り」であることを感じ、自分の体を、そして、命を大切にする意識を育む教育です。これからのPOOマスターの活動として、子ども向けに便育ができれば素敵だなと思っています。

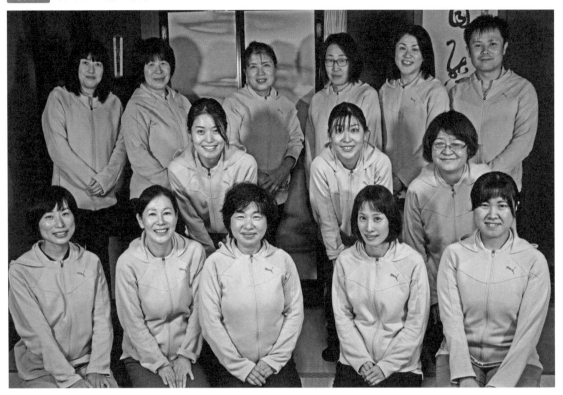

共通言語をもって、ディスカッションできるチーム

◆チームで取り組み、さらによいケアを

「ややのいえ」には、看護師・理学療法士・介護福祉士など、さまざまな専門職のPOOマスターがいます。「気持ちよく排便できること」を目標に、共通言語を持ってディスカッションできるチームです。ミーティングやケースカンファレンスでは、それぞれが専門的視点から意見を出し合います。「それいいね」と言い合える和気あいあいとした、よい雰囲気の中から、またさらにいい案が浮かんできます。

1人で行えることには限りがあります。よりよいケアを継続するためには、同じ志（こころざし）をもった仲間がいることが大切です。

◆排便に悩む人たちの助けになれるように

生まれた日から最期の日まで、生きている限り、みんな「うんこ」と「おしっこ」をします。当たり前のことなのに、その当たり前のことで困っている人たちがたくさんいます。本来、排便は気持ちのよいことなのです。

POOマスターは、誰もが「あぁ〜、すっきりした〜」と気持ちよく排便することを支えるお助けマンです。排便の問題はスムーズに解決することばかりではありませんが、あきらめないことが大切です。

これからも「とことん当事者」の考え方を大切に、1人でも多くの排便に悩む人たちの助けになれるよう、POOマスターとして仲間たちと共に活動していこうと思います。

地域に密着した看護を展開する「よどまちステーション」の排便ケア

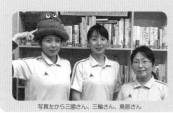

三輪 恭子 ○ Miwa Kyoko　よどきり医療と介護のまちづくり株式会社
前 取締役・まちケア事業部部長／地域看護専門看護師[*]

三國 陽子 ○ Mikuni Yoko　同社よどきり訪問看護ステーション　診療看護師

鳥居 芽 ○ Torii Megumi　同社かんご庵　看護師

写真左から三國さん、三輪さん、鳥居さん

地域に密着した看護を展開し、全国的にも注目されている「よどまちステーション」でも、排便ケアでは満足できる取り組みができないでいました。しかし、3人の看護職のPOOマスターが誕生したことで、大きな変化が生まれてきています。ここでは、3人のPOOマスターが、地域・在宅・施設における排便ケアについて報告します。

まちの元気塾！「よどまちステーション」

「よどきり医療と介護のまちづくり株式会社」（以下：よどまち）は、淀川キリスト教病院（大阪市東淀川区・581床）の母体である宗教法人在日本南プレスビテリアンミッションと、官民ファンドである地域経済活性化支援機構（REVIC）の共同出資により、2015年4月に設立されました。そして翌2016年4月、に地域の中での"まるごとケア"を実践すべくオープンしたのが「よどまちステーション」です。

「よどまちステーション」は、看護職が中心となって活動する、下記の複数の事業を一体的に展開しているのが特徴です。

［かんご庵］医療依存度が高い人でも最期まで地域で暮らせる住宅事業であるコミュニティホスピス

「よどまち保健室」住民が気軽に健康相談に立ち寄ることができ、ヘルスリテラシー向上のための働きかけを行う場

「よどまちカフェ」多世代多職種が交流するしかけづくりを行うコミュニティスペース

「訪問看護ステーション」

「居宅介護支援事業所」

病院や施設、在宅といった"枠"や"制度"を超えて、「まちの人びとや保健・医療・福祉の専門職、行政や企業などと共ににできることは何か」を模索しながら、さまざまな取り組みを進めています。

「気持ちよく出せるまちづくり！」をめざして

三輪 恭子

私はこれまで、訪問看護や退院支援を経験してきました。その中で「食べること」「排泄するこ

＊ 三輪さんは現在、大阪府立大学大学院看護学研究科在宅看護学分野教授

[施設の概要]

[事 業 内 容] よどきり訪問看護ステーション／よどき
り訪問看護ステーション新大阪／よどき
り こども訪問看護ステーション／よどき
リケアプランセンター／よどまち保健室
／よどまちカフェ／かんご庵

[スタッフ数] 看護職員34人、リハビリスタッフ4人、
介護支援専門員4人、ケアワーカー5人、
調理スタッフ5人、事務員5人

[設 置 主 体] よどきり医療と介護のまちづくり
株式会社
[開 設 日] 2016年4月
[所 在 地 等]
〒533-0014 大阪府大阪市東淀川区豊新4-26-3
TEL：06-6328-2112
http://www.machi-care.jp/

と」という基本的な生活の要素が療養生活の質に影響することを痛感していました。

2017年に、あるSNSで「POOマスター養成研修会 初級編（第2回東京セミナー）」の存在を知り、「ぜひ排便ケアについて学びたい」と思いました。

また、榊原千秋さんが取り組んでいる小松地域での活動は、私たちが「よどまちステーション」でめざしている姿とも重なっていたので、非常に興味を持ちました。

まちの人びと、在宅・施設の療養者に向けて

◇「排泄ケア」の捉えられ方

「POOマスター養成研修会」では、榊原さんから伝授された知識や技術をもとに、自施設や地域でのアクションプランを立案し、最終日に実践した内容を報告します。私は、「よどまちステーション」でまちの人びと、そして訪問看護や居宅介護支援で関わる在宅療養者、さらに「かんご庵」で療養されている人びとに関わる立場でのアクションプランを考えました。

「腸活」という言葉が巷でも聞かれるようになったものの、「よどまち保健室」での相談では、排泄に関わる内容が出てくると、たいてい「汚い話でごめんね……」という前置きから始まります。

適切な助言を受けることもなく、きちんとアセスメントされることなく処方される下剤でなんとか凌いでいる人びとが多いのが現状です。

また、「よどまち」での排泄ケアも、十分な知識やアセスメントがなされているとは言えず、医師や介護職との協働もスムーズにできていない状況がありました。

◆赤ちゃんからお年寄りまで含めたケア

アクションプランでは、自分が「ありたい姿」を示します。そこで、私のアクションプランでの「ありたい姿」は、次のようにしました。

「赤ちゃんからお年寄りまで、みんながいつまでも、おいしく食べて気持ちよく出せるまちづくり！」

まちの人びとに対しては「うんちのことをオープンに話すことができて、気軽に相談できる場づくり」をめざし、そして、在宅や「かんご庵」の療養者に対しては「プロフェッショナルなチームケアができるようになること」をめざしたいと思いました。

まちの人びとへのアプローチ

◇「よどまちカフェ」での腸活イベント

「よどまちカフェ」では、まちの人びとを対象に、毎日さまざまなイベントを開催しています。2018年1月は「腸活月間」とし、「レッツ腸活！」の

図1 「まちの元気塾」チラシ

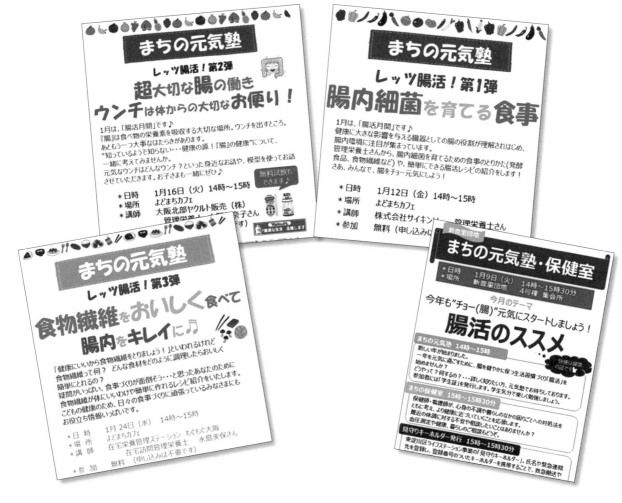

ポスターを貼り、排便習慣にまつわる内容を企画しました。

健康教室「まちの元気塾」では、
「腸内細菌を育てる食事」
「超大切な腸の働き〜ウンチは体からの大切なお便り！」
「食物繊維をおいしく食べて腸内をキレイに♪」
というテーマで、株式会社サイキンソー、大阪北部ヤクルト販売株式会社、在宅栄養管理ステーション「もぐもぐ大阪」などの管理栄養士さんにボランティアで講師をしてもらいました（図1）。

まちの人びとの関心は非常に高く、毎回20人ほどの参加者がありました。

また、UR団地への出張保健室でも「腸活のスス

メ」のテーマで健康教室を開催しました。

一方、毎月開催している「みんなでランチの会」では、管理栄養士さんの協力で、いつものたこ焼きに食物繊維を加えた栄養たっぷりのたこ焼きづくりを楽しみました（図2、写真1、2）。

◆「よどまち保健室」での「うんち相談」

「よどまち保健室」では、毎月「うんち相談」の日を設けています。毎回、数人が来室し、うんちにまつわるさまざまな相談をされます。お話をうかがうと、食事や運動に気をつけているけれど便秘がちで困っている、という方が多いです。

ある日、相談に訪れた母娘は、お母さん（70歳代）のほうは何度もよどまちカフェでのイベントに参加されている方でしたが、娘さんは初めて

図2 「みんなでランチの会」チラシ

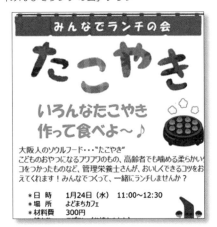

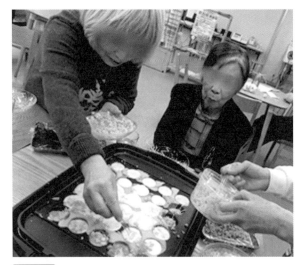

写真1 たこやきの具には食物繊維をいっぱい加えて

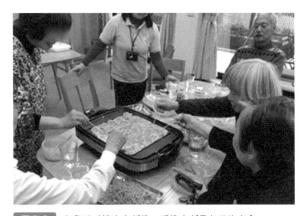

写真2 もうすぐ焼き上がり、盛り上がるたこやき会

の来室でした。2人暮らしで、同じようにバランスのよい食事をしているけれど、娘さんだけが頑固な便秘とのことです。

　まず、娘さんにお腹のマッサージをしながら、ふだんの生活の様子や飲んでいる薬の話をうかがいました。食事にも運動にも十分気を配っている様子だったので向精神薬の影響による便秘だと思われました。そこで、その日は"ネバネバ大作戦"（納豆・オクラ・長芋などがいっぱいの食事）と排便カレンダーへの記録をお勧めしました。

　それ以来、娘さんもしばしばカフェに訪れるようになり、お母さんは「娘は家にいることが多かったけど、出かけられるようになってよかった！」と喜んでいました。

　翌月の「うんち相談」は娘さんだけが来室され、持参されたカレンダーにはほぼ1〜2日ごとに普通便のチェックがされており、私たちは一緒に大喜びでした。

専門職へのアプローチ

　「大阪でもPOOマスターを広めたい」という思いから、榊原さんに相談し、まずは入門編（1

日）を開催しました。約30人の参加があり、大好評で、その後、受講生のリクエストにこたえる形で2回の「POOマスター養成研修会」（5日間）を開催することができました。

　大阪での開催なのに、岡山や島根からの受講生もあり、「POOマスター」の広がりに貢献できて嬉しいです。

　「よどまち」で開催したPOOマスター養成研修会には、訪問看護ステーションから2人、「かんご庵」から1人の計3人の看護師が参加してくれました。研修後には、各部署でアクションプランに取り組んでくれています。以下、それぞれの報告です。

「よどきり訪問看護ステーション」の取り組み

三國 陽子

◆「便の量」に関するさまざまな基準

私が「よどきり訪問看護ステーション」に入職したのは2017年5月です。実は、そのときから排便ケアに関して違和感をおぼえていました。それは「スタッフの便に関する記載や認識が各々異なること」でした。

例えば、記録の中で、便の量に関して、「丼」「バナナ」「両手大」などの記載がありました。「丼っていっても、ラーメン用か、親子丼か……、それに男性用か女性用かなどで違ってくるよね。皆、どんな丼を想像しているのだろう？」と疑問を持っていました。

というのも、当ステーションでは、受け持ち制をとっていないため、1人の利用者に対して、訪問する看護師が変わることがあります。そのような場合でも、継続した排便ケアを実施するためには、まずは「統一した基準」が必要ではないかと考えていました。

そのような中、「POOマスター養成研修会」が開催されるという話を聞き、「これだ」と思い、早速、申し込みました。

アクションプランの実践に向けての取り組み

◆統一した基準で「排便」をアセスメント

私の受講した「POOマスター養成研修会 初級編」（以下：研修会）は、5日間を通して、排便のメカニズムや、アセスメント指標などを学び、それをもとに、排便ケアを通して1人の利用者に

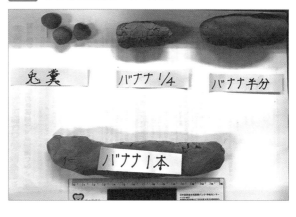

図3　よどまち便量スケール（YSS）

とことん向き合う事例検討、アクションプランの作成と実施という盛りだくさんの内容でした。

私のアクションプランは、長期目標に

「スタッフ全員が排泄に関するアセスメントから評価までができる」

を挙げ、短期目標（3カ月間）に

「統一した基準で便の形状や量の記載ができる」

を挙げました。

具体的な取り組みとしては、まず「排便に関する記載の現状調査」を行いました。その後、1回目の勉強会を行い、1カ月後に評価の実施。そして、2回目の勉強会という計画を立てました。

1回目の勉強会では、研修会で学んだ内容を踏まえ、「排便のメカニズムと便秘の種類」「排便ケアのアセスメントと共通言語」をテーマとしました。ここでの共通言語として、便の形状は「ブリストル便性状スケール」（以下：BSS）を採用し、便量は概ねバナナ換算で統一した「よどまち便量スケール」（Yodomachi Stool Scale／以下：YSS）を作成し（図3）、この勉強会で提案しました。

◆ BSSの記載状況が100％に！

1カ月後の評価で、BSSとYSSの記載状況と、アンケート調査を行いました。BSSの記載状況は69％、YSSの記載状況は56％と課題の残る結

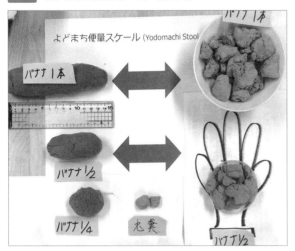

図4 新よどまち便量スケール（新YSS）

果となりました。

アンケート調査にて2つのスケールの記載に関する意見を募ったところ、

「バナナ形状でないものを、バナナに換算するのは難しい」

「BSS6やBSS7の表記の際に悩む」

などの意見がありました。これらの意見を参考に、YSSについては、見直しを行い、「新YSS」を作成しました（図4）。

2回目の勉強会では「気持ちのよい排便に導くための方法（食事、薬剤、姿勢、ツボ）」と、前述の「評価の結果」についての説明を行いました。そして、再度、BSSと新YSSの提案を行いました。その後の記載状況は、BSSが100％、YSSが92％になり、これら2つのスケールはスタッフに浸透しつつあります。

「排便の記載に関する手順書」を作成する

これからも、スタッフが継続して排便ケアに取り組んでいけるように、現在、「排便の記載に関する手順書」を作成しています。また、今後も、排便ケアに関して介入した事例の検討や情報提供、排便ケアに関する相談役を担うなどの取り組みを続けていきたいと考えています。

国民生活基礎調査によると、便秘の訴えは、乳幼児期から認められているそうです。そして、加齢とともに増加しています。

ケア提供者が排便ケアについて学ぶことは、目の前にいる利用者や介護する家族等の「排便にとらわれることのない生活への一歩」につながると考えます。

「研修会」をきっかけとして、その人の大きな便り（大便）を一緒に見て、考え、ケアにつなげることができる──そのようなケア提供者が1人でも増えることを今後も願っています。

「かんご庵」での取り組み

鳥居 芽

私が「POOマスター養成研修会」に参加した後、「かんご庵」で実践したことは、

・BSSと前述のYSSを看護師と介護職員に浸透させた

・排泄に関する勉強会を看護師と介護職員に対して行った

の2つでした。そして現在も、統一したスケールと共有した知識をもとに、「かんご庵」入居者の排泄ケアに、スタッフ皆で取り組んでいます。

今回は「かんご庵」で取り組んだ事例について報告します。

[事例] 家族の信頼を得られた排便ケア

【Jさん　87歳／女性／要介護5】

既往歴：脳梗塞後遺症（重度の右片麻痺、失

表1 Jさんの排泄状況

	性状と量		センノシド			性状と量		センノシド
1	−		1	15	−		2
2	−		1	16	④〜⑤レ1本	摘便	
3	⑤自1/4、レ兎	摘便	1	17	付着		
4	④レ1本	摘便		18	−		2
5	①自兎			19	④〜⑤レ1本	摘便	
6	−		2	20	−		1
7	④〜⑤レ多＋1/2	摘便		21	−		2
8	−			22	付、④レ1/2	摘便	
9	⑥付2回、⑤レ1/4	摘便	1	23	付、⑤〜⑥レ1本	摘便	
10	③自1/2			24	−		
11	⑤自兎		2	25	⑥付、レあずき数個	摘便	2
12	⑤自1/4、⑤レ1/4	摘便		26	⑤自1/8、レ2本	摘便	
13	⑤自1/4			27	−		
14	−		1	28	⑥付		

①〜⑤：便性 BSS、1本：YSS（バナナ）1本量、1/4：YSS（バナナ）1/4本量
自：自力排便、レ：摘便、付：少量付着のみ、兎：兎糞便

語症）、ネフローゼ、糖尿病、尿路感染症

[状況]

　Jさんは、夫が既に他界し、息子と2人で暮らしていました。しかし、病状の悪化を機に半年前に「かんご庵」に入居しました。

　JさんのADLは、食事時は車いすに移乗しますが、ほぼベッド上での生活です。

　食事は、栄養補助食品がメインで、摂取量はほぼ一定。その他にお粥、果物、副食を数口ずつ摂取します。

　排泄は、おむつ内で、便の性状はBSS「5」前後です。数年前から便意はあるのですが自力排便だけでは出し切れず、自宅では家族が下剤（センノシド）の調整や摘便をしていました。家族による下剤の調整は「排便が少しでもあれば、その日は投与しない」「1日排便がなければ夕食後に1錠内服、1錠で出なければ2錠内服」といった具合でした。

　実際には、努責をかけても少量の排便しか出せていないこともあり、排便量や1日の回数はまちまちでした。

[取り組み]

　私たちは「Jさんは気持ちよく排便できているのだろうか？」「排便周期に合わせて計画性のある排便ケアができないだろうか？」と考え、まず、「かんご庵」の排泄表をもとに過去4週間の排泄状況を表にしました（表1）。内容は「排便回数／便の性状・量（量はYSSで記載）」「摘便をしたかどうか」「下剤（センノシド）の内服量」です。

　この表をもとにアセスメントしたところ、以下のことがわかりました。

・自力排便だけでは十分な量の排便がなく、摘便を要している

・排便周期はほぼ3日と考えられる

・便の性状はBSS「5」前後で安定している

・センノシド1錠では効果がない場合もあるが、2錠内服した翌日は十分な量の排便がある

・食事量や内容、水分摂取量はほぼ一定しているので生成される糞便量もほぼ一定と考えられる

[排便ケア計画]

以上をもとに排便ケア計画を以下のように立てました。

・排便周期に合わせて下剤(センノシド2錠)の内服、処置(摘便)を行う

・排便日には自然排便があっても直腸診にて残便の有無を確認し、残便があれば摘便を行う

・排便前や処置中は腹部のマッサージを取り入れる

・家族に、上記のアセスメントや計画を説明し、理解と協力を得る

[ケア後の実際]

排便ケア計画を実践したところ、以下のような変化が表れてきました。

・2日おきにセンノシドを2錠内服し、その翌日に自力排便と摘便にてBSS「4〜6」、YSS「1」本以上の排便が得られている

・1日に何度も少量ずつ排便があったり、何度も努責をかけることはなくなった

・排泄ケアに関して家族の信頼を得られた

事例から学んだことを 今後に生かす

今回、Jさんへのケアを振り返り、私たちが実感したことと、継続して実践していることが2点あります。

①排便状態をアセスメントし、適切な排泄ケア計画を立案するためには「統一したスケール」が役立つ。そこで「かんご庵」ではBSSとYSSの2つのスケールを継続して使用している。

②個々の「排便周期」を理解することは、個別的な排泄ケアにつながる。したがって、排便ケアで困難を感じた場合、まずは「その人の排便周期を見定める」ようにしている。

＊

「かんご庵」全体の排便ケアは、少しずつですが変化が見えてきました。各々のスタッフが「本人にとって気持ちよい排便になっているか」を今まで以上に重視するようになっています。また、排便周期を考えながら、排便状態や処置(主に薬剤)の効果をアセスメントするようになったと感じています。

今後も、「POOマスター養成研修会」での学びをもっと定着させ、食生活やマッサージなども含め、生活全体から排泄を考えられるように取り組みたいと考えています。

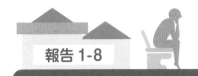

ホームホスピスにおける「POOマスター」の取り組み

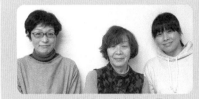

写真左から関山さん、松本さん、原さん

松本 京子　◦ Matsumoto Kyoko　NPO法人神戸なごみの家 理事長 緩和ケア認定看護師

原 さおり　◦ Hara Saori　神戸なごみの家 雲雀ケ丘　看護師

関山 真由美　◦ Sekiyama Mayumi　神戸なごみの家 夢野　介護福祉士

宮崎の「かあさんの家」から始まったホームホスピスは、今、全国に広まっています。その中でも早くからホームホスピスに取り組み、神戸に3つのホームホスピス「なごみの家」を開設したのが松本さんです。「ホームホスピスのケアとPOOマスターのケアには共通するものがある」と感じた松本さんと「なごみの家」のスタッフが、ホームホスピスにおけるPOOマスターの取り組み、そして今後への期待を語ります。

「ホームホスピス」は、がんや認知症などさまざまな病気によってこれまでの生活が困難になった人が「ともに暮らす」家です。入居者の病気による苦痛や生活の不自由さを緩和し、最期まで尊厳を守り、生き抜いていただく、自宅ではない「第2の我が家」です。

NPO法人ホームホスピス神戸なごみの家（以下：なごみの家）では、神戸市内でホームホスピス「雲雀ケ丘」「夢野」「中津庵」（写真1、2、3）の3カ所を運営しています。いずれも既存の家を活用して、1軒に5～6人が"とも暮らし"をしています。そして、1人ひとりの暮らしを整える

ために看護師や介護士を中心に、さまざまな専門職が暮らしに伴走しています。

全国ホームホスピス協会で作成した『ホームホスピスの基準』には、ホームホスピスの理念を実現するための基本条件として「ケア」と「運営」の2つの面があり、そのうち「ケア」については、①住まいであること、②"とも暮らし"という暮らし方、③日々の個別ケア、④看取りのあり方という4つの視点で解説されています。

「排便はトイレでするもの」と思っていても難しい現実

◆高齢独居と夫婦のみ世帯の多い地域性

ホームホスピスのある神戸市兵庫区と長田区は、高齢者の独居や高齢者夫婦の世帯が多いまちです。2020年10月末現在、兵庫区の人口は10万7000人弱で高齢化率28.5％、長田区は人口9万5000人弱で高齢化率33.5％となっており、空き家が多くなった商店街では高齢者の姿が多く見られます。特に長田区は商店街のシャッターが下りたままのところが多くなり、阪神淡路大震災以降、人

[施設の概要]

[スタッフ数] 看護師7人、准看護師1人、介護福祉士6人、事務職3人、初任者研修修了者2人
[利用者数] 入居者16人
[開設日] 2009年2月
[所在地等]

〈神戸なごみの家 雲雀ケ丘〉
〒653-0879 神戸市長田区雲雀ケ丘2-2-3
TEL：078-631-1630

〈神戸なごみの家 夢野〉
〒652-0005 神戸市兵庫区熊野町3-12-18
TEL：078-521-0620

〈神戸なごみの家 中津庵〉
〒652-0042 神戸市兵庫区矢部町20-13
TEL：078-381-7127
http://www.kobe-nagomi.com

口減少が続いています。

❖ "見える化" ができていなかった排便ケア

ホームホスピスは、可能な限り当たり前の生活を過ごしていただく家ですから、排泄はトイレでできるように取り組むことが日常でした。下剤や浣腸を安易に使用するのではなく、自然な排便を促すために食事や運動などにも取り組んでいました。しかし、実際に排便困難になると「やむを得ないこと」として、下剤を使用する場合も多々ありました。

以前は、排便の評価をするときに十分なアセスメントもなく、成果があったときも "見える化" ができていませんでした。その結果、チーム内での取り組みにも温度差を感じる場面もあり、「排便習慣を整える意義」が全スタッフに浸透していなかったことが課題として明らかでした。

排便は特に個人の尊厳に関わることです。便意があるにもかかわらず、おむつの中でする苦痛や不快感に関心が及んでも、最後には緩下剤で妥協してしまう面もありました。

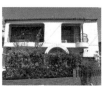 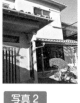 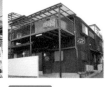

写真1	写真2	写真3
神戸なごみの家 雲雀ケ丘	神戸なごみの家 夢野	神戸なごみの家 中津庵

せうんチッチ」研修会を神戸で開催しました。そのとき、受講したことが「POOマスター」との最初の出会いでした。

研修で排便ケアの入り口を学び、「排便を整えることは、暮らしを整えるホームホスピスのケアの考え方に通じるテーマ」であることに気づいたスタッフたちの間に、研修会後、排便習慣に対する意識が高まりました。

さらに、スタッフ1名が小松に通って「POOマスター養成研修会」に参加して、POOマスターとなりました。そのスタッフからの伝達講習で、ほかのスタッフが排便ケアの意義や技術について学ぶ機会をつくることにつながりました。

❖ 「POOマスター養成研修会」への参加

在宅や病院からホームホスピスへ入居される多くの人が、排便困難の自覚がないまま下剤や浣腸を使用するケアを受けている現状があります。特にオピオイドを使用するがんの終末期の排便管理は重要で、食欲や体調に影響するので、ケアの中でも常に話題になるテーマでもあります。

そのような中、私は「排便習慣を整えることは、看護や介護の裁量によって解決できる専門性の高

「排便ケア」だけではない 「POOマスター研修」の学び

❖ 「POOマスター」との出会い

2016年7月、ホームホスピス西日本支部研修の企画で、榊原千秋さんを講師に迎えた「おまか

い知識と技術であり、"なごみの家"にもっとPOOマスターを導入したい」と考えるようになりました。

一方、「全国ホームホスピス協会」で毎年開催している"育成塾"の各論の講師に榊原さんを招いていたので、これをチャンスと捉え、神戸で「POOマスター養成研修会」を開催できることになりました。そして2019年4月、「なごみの家」から訪問看護師と介護福祉士の総勢6人が研修会に参加しました。

◆研修で得られた"気づき"

「なごみの家」はケアの視点として「KOMIケア理論」を共通の理論として導入しています[1]。「KOMIケア理論」はナイチンゲール看護研究所の金井一薫さんが提唱しているもので、榊原さんが提唱する「とことん当事者」をはじめとする4つの理念はその考え方に通ずるものがあります。したがって、"おまかせうんチッチ"の考え方は、「なごみの家」のスタッフにスムーズに受け入れられ、暮らしを整える意義についてより理解が深まったのは言うまでもありません。

また、排便ケアに関係なく、「なごみの家」での食事内容や日中の過ごし方、リラクゼーションなどの"実践レベル"でスタッフそれぞれが考える機会となったと参加者は発言しています。

したがって、「POOマスター」の学びは、排便ケアの方法論だけではなく、入居者個々の過ごし方に多いに関心を持つようになったと実感しています。そして、チームケアについて考える機会にもなり、「個々の価値観や仕事の習慣にこだわることは入居者へのケアにも影響する」と理解できたようです。他の参加者との意見交換や実践報告を聞いて、研修は参加者が考える機会になったことがわかりました。

POOマスターからの報告
看護師としての実践

「神戸なごみの家 雲雀ケ丘」の看護師である原さおりは、2019年にPOOマスターの研修を修了しました。以下は原からの報告です。

「神戸なごみの家 雲雀ケ丘」での POOマスターの取り組み

原 さおり

1）POOマスターとなった後、「排便ケア」に取り組んで変化したこと

・単に便を緩くしたり、腸の蠕動運動を促すだけでなく、どこに問題があるのか着目できるようになって、身体の状態をアセスメントし、どのようなケアをしてどんな工夫をすれば改善できるのかを考えられるようになったと思います。

・便が出ないことをスタッフの困りごとではなく、本人の困りごととして捉え、本人が何に困っているのか、どう感じているのかを聞けるようになりました。

2）研修後の具体的な取り組み

・腹部マッサージ、ツボ押しの伝達講習。

・ヘルパーステーションで排便のメカニズムについて勉強会を行う予定です。

3）研修で勧めたい内容

・「全身の状態がよくならないと、よい排便に至らない」と納得できること。

・排便ケアを通して、関わる相手と「人として出会う」ことの大切さを実感できること。

・自分の思考を書き出すワークを行うことで考えがまとまり、確実に行動に移すことができるようになること。

4）今後取り組んでいきたいこと

・相手を知るための「聞き書きノート」をスタッフ全員で書いていくことを、もっと重要視していきたいと思っています。相手が言いたいことを聞き書きし、相手の気持ちを丁寧に確認していきます。

［事例1］

【Tさん　87歳／女性／要介護5】

現病歴：パーキンソン症候群・レビー小体型
　　　　認知症

ADL：ほぼ全介助

［これまでの状況］

　Tさんは、ケアハウスに夫婦で生活していましたが、食欲不振を理由に精神科病院に入院し、四肢・体幹を拘束されて点滴を受ける日々を過ごしていました。

　3年前、娘から「看取りになってもいいので"なごみさん"に入居したい」と希望がありました。病状を確認すると、返答は「点滴をしなければすぐ亡くなります」と言われたのですが、退院して入居となりました。

　Tさんは、入居3日目より経口摂取ができるようになり、その後も問題は起きず、すでに入居から3年経過していますが穏やかな日々を過ごされています。

　パーキンソン症候群の方は努責する力が弱くなることに加えて、努責すると外肛門括約筋が締まってしまうため、排便を促すのが難しくなります。そのため、朝食後にトイレへ誘導し、足台やクッションを使って"ロダンの姿勢"を保ち、20～30分ほど同体位を保持して排便を促しています。

　定期的にマグミットを調整し、排便がない

日にはラキソベロン3滴から5滴や座薬を使用して0～2日おきに排便があるようにしますが、ラキソベロンや座薬をまったく使用しない時期が多くなりました。しかし、加齢に伴う筋力の低下とパーキンソン症候群のため、夏季に食欲不振をきっかけに排便リズムが崩れ、ラキソベロンを使用する頻度が増えてきました。

［改善計画］

　「POOマスター養成研修会」での学びにより、薬剤の使用だけでなくケアで改善を図りたいと考え、スタッフ全員が腹部マッサージとツボ押しの手技を正しく行えるように伝達講習を行いました。

　また、朝と眠前に腹部の温罨法とマッサージを計画しました。眠る前はリラクゼーションの目的で、起床時は腸蠕動を促す目的で行いました。また温熱効果により腸蠕動を促すために背部を温めてマッサージを行ったり、ホットタオルを使用して陰部を温めるケアも同時に行いました。

［ケア後の実際］

　上記のケアの効果で、ラキソベロンを使用する回数は格段に減少し、Tさんは気持ちよく排便できるようになりました。

　一方、朝食時に眠たそうにしているTさんを見たスタッフから「朝ごはんをしっかり食べて、気持ちよく便を出してもらうために、起きてから朝ごはんまでの過ごし方をもう少し考えよう」という提案があり、スタッフ全員でケアを一緒に考える機会となりました。

　現在は起床後に日当たりのよいリビングに誘導し、太陽の光を浴びながら全身の細胞が覚醒するのを待ち、ほかの入居者の皆さんと

楽しく朝食を食べています。

さらに、夜間の良眠を保つために日中どのように過ごしてもらうか、スタッフ全員で考えながら関わるようになりました。

排便ケアを通して、その人の生活に関心を持ち、寄り添う姿勢が育まれてきていると感じています。

POOマスターからの報告 介護福祉士としての実践

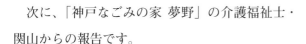

次に、「神戸なごみの家 夢野」の介護福祉士・関山からの報告です。

「神戸なごみの家 夢野」での POOマスターの取り組み

関山 真由美

1）POOマスターとなった後、「排便ケア」に取り組んで変化したこと

・ブリストルスケールを理解し、それによってスケールを使って話ができるようになりました。排便が1日空いたら、薬よりも納豆やヨーグルト、ネバネバ食材、甘酒を勧めようなど、食事での工夫をスタッフ同士言い合える関係になりました。

・「便が出た後は熟睡できているよね。それなら日中の間に便が出たほうがよいよね」という会話が自然に出てくるなどの変化がありました。排便ケアを通して、生活を整える工夫を考えられるようになり、同時に本人の語りにヒントが多くあることに気づき、語りを意識するようになったと思います。

2）研修後の具体的な取り組み

・「排便チェック表」をつけて、本人の排便周期

や一連の排便動作でできること、支援しないといけないことは何かをみていきます。

・排便についてのアセスメントをした上で生活全体を整えていくことがよりよい排便ケアにつながっていることをチームで確認しながら実践していきたいと考えています。

・本人の困っていることは何かに耳を傾け、一緒に考えることも継続していきます。

3）研修で勧めたい内容

・POOマスター養成研修会の5日間でのカリキュラムの内容は、「自分で考え、実践力をつけていく」ことに優れていると感じたこと。

4）今後取り組んでいきたいこと

・「なごみの家」で「KOMIケア理論」を教えてもらっても、理論の奥深さもあるためか理解が中途半端になっていて、なかなかケア実践ができない面があって難しいと感じていました。「POOマスターの講義を聞いた後、事例検討→自分なりのアクションプランを立てる→実践の場でそれを確かめる→一定期間を経て発表する」という研修方法を、何かほかのことに活用できないかと考えています。

[事例2]

【Nさん　80歳代／男性／要介護2】

現病歴：パーキンソン症候群・レビー小体型
　　　　認知症

　ADL：一部介助、移動は車いす

[これまでの状況]

　Nさんは30年近く前に妻を亡くし、その後、独居です。2019年に脳梗塞を発症し、老人保健施設に入所していましたが、2020年7月に「肺がん末期」と診断され、苦痛の緩和と穏やかな生活を希望する息子の勧めで、

8月末に「神戸なごみの家 夢野」に入居しました。家族は成人した2人の息子がいます。

入居後、排便の状態を確認するために「排便チェック表」をつけました。すると、毎日または1日おきに1〜2回の排便があり、多いときは3〜4回もブリストルスケールで6〜7の性状（軟便）が出て、それも夜中に出ることが多いとわかりました。

「トランジットが速いのでは？」「1日量がマグミットは1000mgで、ヨーデルは80mgの指示だが、マグミットが多いのでは？」などが考えられました。

一方、排尿に関しては、日中の間隔は普通なのに、夜間は1〜2時間毎に排尿があり、時には空振りもありました。ふらつきも多く見られました。

夜中に便が出た後は熟睡傾向ですが、だいたい浅眠で、良質の睡眠が得られないことは生命力の消耗となると考えられました。

Tさんは、肩甲骨腫瘤部に対して痛み止めを内服するようになると、夜間のトイレ回数が減りました。腫瘤部の不快感があったことが浅眠の原因の1つだとわかりました。

[改善計画]

Tさんは、下痢便のときに「困ったなあ」という発言があったので、このような本人の語りを意識して「聞き書きノート」に残していくことを皆で実践するようにしました。

また、体を動かすことが好きで、今、「退屈だと感じている」ことを聞き出し、同時に好きな食べ物についても聞き出しました。

ケアの実際としては以下を試みました。

・トランジットが速いことから、毎日飲んでいたヤクルトを朝から夕方に変更し、夜中

のトイレ回数の減少をめざす
・「ホットパックが気持ちよい」と本人が好むので、入眠前に腹部に当てる
・便の状態によって本人とマグミットの内服量を相談する
・トイレの排便を本人と確認し合う
・体を動かす体操を日中行う

[ケア後の実際]

以上に取り組んだことで、Nさんは睡眠の質が上がり、生活リズムがついてきました。覚醒度、集中力がつくことで一連の動作で自分ができることが増え、自信を取り戻した様子がみえました。

他の入居者と一緒に体操をしたり、ボール運動をしたり、「聞き書きノート」では会話量が増え、自発的な発言も増えました。

便の性状は4・5・6に変化しますが、排便周期は毎日か1日おきで安定し、軟らかすぎて困ることのない排便になりました。

POOマスターに期待すること

排便ケアでは薬剤・浣腸・摘便の技術が当たり前とされている現状があります。しかし、人間を細胞レベルで見たとき、排便は単に不要物を排泄するという行為だけではないことが理解できます。人体に備わるいのちの仕組みが順調に働き、免疫力を高め、健康的に暮らすことを支援する看護や介護を考えるのに重視するテーマと考え、「排便ケア」に取り組んできました。

前述した金井は著書『新版 ナイチンゲール看護論・入門』において、
「生物体である人間にとっての食事は個体の維持に必要なエネルギー、たんぱく質、水分などを補

給する行為であり、口から肛門まで1本の管でつながっている管を通って外界からの栄養が流入しますから、そこには多くの免疫細胞が住んでいるわけです。そして、腸内における免疫細胞の数やその健康に大きく関与しているのが腸内細菌です。腸内細菌叢が豊かで、食物の消化やエネルギー変換がうまく行われていることが、個体の健康維持にとって必須の条件となります。私たちの免疫力のおよそ70％は腸内細菌が握っていると言われています。腸内細菌は、免疫細胞を見守り、育て、協力して共生の世界を築き上げてきているのです。免疫力を高めるためには、腸内に腸内細菌が住みやすい環境をつくることがとても大切なのです」と、腸の大切さを述べています[2]。

✤ホームホスピスで提供される「療養上の世話」が「本人の生きようとする力」を引き出す

看護業務には「診療の補助」と「療養上の世話」という2つの業務が定められていますが、医療の進歩に伴い、急性期医療の中では「診療の補助」が注目され、「療養上の世話」は"介護"という間違った考えがあるように感じることがあります。病気の診断や治療には「診療の補助」は欠かせませんが、病気の症状にばかり気をとられていると、生活習慣病のように長く病と共に生きる人生をあきらめてしまうしかありません。

がんや神経難病など現代の医療で治癒できない病気はたくさんあります。病と共に暮らす日々でも個々の望む生活の質を高める努力をすることは、専門職としての看護職の重要な役割です。

全国のホームホスピスでは、要介護5であっても人生をあきらめるのではなく、最期まで本人の持つ力が発揮され、寝たきり高齢者にならないように、多職種と協働して科学的な根拠に基づく「療養上の世話」を行う専門性の高いケアを提供

していると考えています。

ホームホスピスで取り組んでいる「療養上の世話」は、毎日当たり前にように繰り返している食事・排泄・睡眠・活動・清潔・会話・更衣・人との交流・生活の小管理など、基本的な生活習慣を丁寧に整えることです。それにより、その人の持つ力（生きようとする力）が発揮され、たとえ要介護5であっても最期まで自分らしく生きることを実現しています。

✤POOマスターは多くの人に「健康的な人生」を届けてほしい

生物としての生命体は100％死を迎えるという現実を受け入れ、その日までを生き生きと生きることで、遺族にも生きる力が引き継がれるように思います。看護や介護の専門職は、今後、関わる人に確実に"いのちのバトン"が渡されるようなケアを実践してほしいと願っています。

そして、POOマスターになる皆さんには、人間という存在を「自分の価値観や習慣」で見つめるのではなく、「科学的な側面」と「個々の生きてきた歴史によって育まれてきた世界」を理解する努力を惜しまずに、自ら提供する看護や介護に取り組んでいただきたいと考えます。

POOマスターには「単に便を出すことではなく、腸内環境を整える」ことで、健康的な人生を支援するという役割があります。自分の職場という狭い範囲にとどまらず、医師をはじめとするさまざまな社会資源とつながりながら、地域で情報発信を続けてほしいと思います。そうして、多くの人々に健康的な人生を届けていただきたいと期待しています。

【引用文献】

1）ナイチンゲール看護研究所ホームページ：KOMIケア理論とは
　　https://nightingale-a.jp/komi-care-theory/
2）金井一薫：新版 ナイチンゲール看護論・入門，現代社，p.102-104，2019.

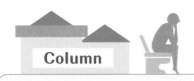

行政保健師として期待する 「POOマスター」の広がり

角地 孝洋 。Kakuchi Takahiro

小松市役所長寿介護課 主幹
保健師

□ 石川県金沢市出身。千葉大学看護学部卒業後、2002年4月小松市役所に入職。2015年石川県立看護大学大学院看護学研究科修了。2008年より長寿社会課に勤務。

石川県小松市の保健師である角地さんは、POOマスターではありませんが、"おまかせうんチッチ"に取り組む榊原さんと出会ってから、POOマスターが排泄ケアで地域包括ケアを展開させていく重要な人材であることに気づきました。

ここでは、角地さんがPOOマスターの当事者ではない客観的な視点で、排泄ケアの大切さ、地域でのPOOマスターの役割などを分析し、それらを踏まえてPOOマスターへの期待を述べます。

「地域包括ケアに排泄ケアは 不可欠」と考える小松市

◎医療・介護資源が充足する小松市

小松市は、石川県西南部に広がる豊かな加賀平野の中央に位置し、東には霊峰白山がそびえ、その裾野は緑の丘陵地となっています。田園、平野が広がり、それを縫うように梯川が流れ、安宅の海に注いでいます。古くから「ものづくりのまち」として発展し、産業都市として南加賀地域の中核を担っている自治体です。

人口は2020年10月1日時点で10万7820人、高齢化率は28.4%と超高齢・人口減少社会に突入しています。市内に、病院は11カ所、介護保険施設は12カ所あり、その他の医療・介護資源についても、地域によって偏在はみられるものの、人口に対しては充足しています。

また、地域包括支援センターも委託型が10カ所と人口規模に対しては多く、身近な地域の相談窓口として機能しています。

◎小松市長寿介護課と地域包括支援センター

私が所属するのは、予防先進部長寿介護課で、「認定」「地域包括ケア推進」「計画・サービス」の3つのグループに分かれています。現在、任用職員を含め、事務職14人、保健師5人、社会福祉士1人、看護師3人が所属しています。

私が配属されたのは2008年度で、当時は直営型地域包括支援センターの保健師として勤務していました。その後、2012年度から地域包括支援センターが委託となり、そのまま長寿介護課に配属されています。同じ部署で10年以上異動がないというのも珍しいかもしれません。

介護保険者としての仕事は、大きく分けると介護認定や給付、事業者指定等の事務系の業務と、地域支援事業等の企画系の業務に分かれますが、私が主に担ってきたのは後者です。

さらに地域支援事業は、「包括的支援事業」「介護予防・日常生活支援総合事業」「任意事業」「保

健福祉事業」に分けられますが、排泄ケアに関する取り組みは、包括的支援事業のうちの「在宅医療・介護連携推進事業」として行っています。この事業は、"在宅4場面"といわれる「退院支援」「日常の療養支援」「急変時の対応」「看取り支援」についての切れ目のない在宅医療・介護連携体制の構築を図るもので、本来であれば、訪問診療体制や地域医療パスの構築等を推進するものなのかもしれませんが、小松市では、それらに加えて「排泄ケア」についても取り組んでいます。それは、「排泄ケアが地域包括ケアの推進に必要不可欠で、かつ、医療と介護の連携が重要だ」と考えているからです。

そして、そのように気づいたきっかけの1つが、"おまかせうんチッチ"の事業の1つとして「POOマスター養成研修会」を主催している榊原さんの取り組みでした。

行政保健師としての思いが変化した榊原さんとの出会い

◎「個」の保健師が行う地域づくりに驚く

榊原さんとの出会いは、実はコンチネンスケアとはまったく関係のないところから始まりました。前述しましたが、直営型地域包括支援センターが委託型地域包括支援センターとなったことから、センターにいたほとんどの専門職が健康課に異動してしまいました。正規職員の専門職は、自分のほか、管理職が1人、育児休業中の保健師が1人、作業療法士が1人となりました。これまで、センターにいた多くの専門職で課題分析や事業の企画を行っていたので、少ないマンパワーでどのように事業を進めるか悩んだものです。

その頃は、前年の2011年に起きた東日本大震災後の被災地支援で「自分は十分に地域貢献できなかったのでは……」という悩みから、大学院で保健師の専門性や職業的アイデンティティについて学び直していたときでもありました。

ちょうど読んでいた文献で印象に残ったものがあります。それは離島の保健所で活動する保健師に関する文献でした。離島でたったひとり活動する姿に自分を重ね合わせるとともに、文献に記されていた「1人であるからこそメンターを求めて地域に飛び出し、結果としてそれがサポートネットワークの拡大、先駆的な活動につなげていったプロセス」は、今の自分にとって参考になるものではないかと考えました。そこで私は、小松で地域の多職種をつなぐ活動をするNPO法人の代表だった榊原さんに、休日、子どもを連れて訪ねていきました。

大学では、「保健師は個の支援のみならず、そこから集団の支援、さらには地域づくり、施策化までしていく職種である」と学びます。しかし、実際には、それは「個」の保健師の役割というより、「行政」という立場が可能にしている側面が大きいように思います。だから、榊原さんのように「行政」ではない保健師が、地域とつながり、共に地域づくりを行っていることに、とても驚かされました。

◎「自分の求めていた保健活動」を感じたとき

当初は「行政の保健師は地域を支援する立場である」という思いがあったので、「地域を頼る」「地域から支援される」ということが果たして正しいことなのだろうか、もしかすると、行政は頼りにならないと失望させてしまうのではないかといった葛藤や不安もありました。

しかし、榊原さんをはじめとして、多くの専門職や地域の方々に助けられながら、活動していく中で、「これこそが自分が求めていた保健活動である」と感じました。

それ以来、榊原さんをはじめ、地域の多くの専門職や住民と共に、最初に取り組んだ「高度人材育成事業」を皮切りに、認知症施策など、さまざまな取り組みを行ってきました（写真1）。市役所の中の行政専門職だけで考えるのではな

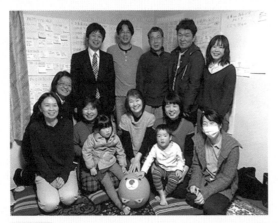

写真1　榊原さんと最初に取り組んだ「高度人材育成事業」のメンバー

く、地域の方々と共に何かをつくっていくというプロセスは、コントロールしにくい（笑）半面、思ってもいないようなアイディアが出され、大変ながらも楽しいものです。

「コンチネンスケア先進都市こまつ推進事業」の展開

そのような中で2018年度に立ち上がったのが、「コンチネンスケア先進都市こまつ推進事業」（以下：推進事業）です。これは、排泄に関する各課題の解決を通じて、小松市の地域包括ケアの推進を図ることを目的とした事業で、現在までの流れを以下に述べます。

〈排泄ケアに取り組む仲間と出会う〉

私は、榊原さんが"おまかせうんチッチ"の拠点である「ややのいえ」を中心に行っている排泄ケアの取り組みについて知ってはいましたが、市の事業として何かをするということはあまり考えていませんでした。なぜかというと、介護保険者が行う事業として「排泄ケア」に該当する事業が特に存在しなかったからです。

しかし、地域の各専門職の取り組みや課題に感じていることを聞き取っている中で、「排泄ケアの課題は、医療と介護が連携しながら考えていかなければいけないものだ」と感じ始めまし

た。また、排泄に関して研究をしている金沢大学や公立小松大学の教員の方とも知り合うことができ、ネットワークが広がるとともに、いっそう排泄ケアの重要性に気づいていくことになりました。

排泄の取り組みを市が実際に行うきっかけとなったのは、小松市民病院での出会いからでした。小松市民病院は急性期病院ですが、術後の排尿アセスメントやケアによる早期の排尿自立に取り組んでおり、また、オムツの選び方・使い方にも力を入れていました。在宅医療・介護連携推進に関する課題把握のために情報を得ようと訪問した際、病院の看護師から、排尿自立の重要性や、メーカーによるオムツの特徴の違い、サイズの選び方等について熱く語られ、「榊原さんの他にも、排泄ケアの取り組みを頑張っている専門職がいる。やはり排泄への取り組みは大切なのだ」と思いました。

そして、「ぜひ協働で何かをしよう」という話になり、オムツ選び・使い方の市民向け普及啓発講座を開催することになりました。急遽決まったことで、周知が十分ではなく、参加者は多くはありませんでしたが、参加された皆さんは真剣に話を聞き、とても満足したようでした。私自身もオムツをはかされながらも楽しい講座となりました。

この講座開催が、小松市民病院と"顔の見える関係"ができるきっかけとなり、現在は排泄ケアにかかわらず、さまざまなことで連携が取りやすくなりました。そして、「ネットワークづくり」という点においても、排泄ケアの推進は「在宅医療・介護連携推進事業」として実施できるものだと考えるようになりました。

〈コンチネンスケア検討委員会〉

推進事業を進めるために立ち上げた「コンチネンスケア検討委員会」（以下：検討委員会）では、榊原さんをはじめ、これまで出会った専門職や大学の教員の他、地域の泌尿器科医師にも

参加してもらうことができました。

検討委員会では、参加者全員がフラットな関係で、それぞれが考える排泄（排尿・排便）の課題について、急性期から回復期の入院中から、「退院時」「日常の療養時」「急変時」「看取り」の在宅4場面に沿って、自由に意見を出し合いました（写真2）。排泄ケア素人の私にとって、どの意見も新鮮で、多くの学びと気づきを得ることができました。

この検討委員会で出てきた課題に基づいて、さらに推進事業を展開していくことは可能でしたが、今回の検討委員会は専門職のみで構成されていたため、さらに当事者性を高めるために実態把握を行い、そこから抽出される「課題の信頼性」を高めることとしました。

〈排泄に関する実態調査の実施〉

小松市では地域支援事業の任意事業として、要介護3以上の在宅要介護者に対してオムツ等の助成を行っています。実は、この事業は国が縮小・廃止方向で検討しており、市としても実態把握をしたいと考えていました。一方、助成対象者は、排泄に問題を抱えている人ばかりだったので、排泄に関する実態把握のための対象として最適と考えました。

そこで、金沢大学との共同研究として実態調査が始まりました。調査は無記名自記式質問紙による横断調査で、返信用封筒にて大学に返信するものだったのですが、直接、市に持ってくる要介護者の家族が多く、その際に排泄に関する悩みを語っていく方の多さに驚きました。ある家族が涙を流しながら訴える姿に、排泄ケアへの取り組みの必要性を痛感しました。

〈課題の抽出と対策の検討〉

実態調査の結果を受け、検討委員会で課題について整理したところ、「住民への普及啓発」「コンチネンスケアを理解する専門職の増員」「相談支援体制の構築」などに整理されました。

「住民への普及啓発」については、実態調査の

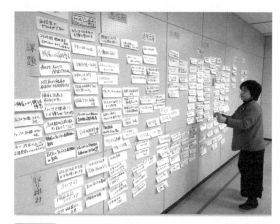

写真2 「コンチネンスケア検討委員会」での榊原さん

中で悩みを記載する介護者が多かったので、それに回答する形でアドバイスできるようなものを作成することとなりました。

また、「相談支援体制の構築」のためには、「コンチネンスケアを理解する専門職」が必要となるので、まずは排泄ケアのスキルアップ講座を開催することとなりました。

〈「コンチネンスパートナー養成講座」の開催〉

スキルアップ講座の内容については、榊原さんが既にPOOマスターの養成研修で実績があったので、その中核を担ってもらうとともに、大学の教員、地域の医師、市民病院の看護師にも協力していただきました。

名称については、当初「コンチネンスサポーター養成講座」だったのですが、"サポートするのではなく、当事者に寄り添う伴走者"といった意味を込めて「コンチネンスパートナー養成講座」としました。内容は、排便・排尿・おむつ・骨盤底筋体操と盛りだくさんで、講義だけでなく、受講者自身が行う課題もあり、ややハードなものとなっています（写真3）。

以上、推進事業を振り返ってきました。特徴は「地域における"ややのいえ"のコンチネンスケアの取り組み（ボトムアップ）を起点に、小松市の施策としてコンチネンスケアを推進（トップダウン）していく仕組みができた」こと

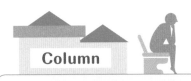
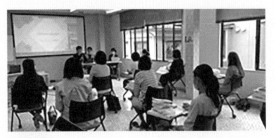

「コンチネンスパートナー養成講座」の様子

だと思います。今後、このような「ボトムアップ×トップダウン」で検討を進める仕組みを、「フレイル対策」「がん看取り」など別の切り口でも進めていき、それぞれの切り口での検討を統合していけば、市全体としての「在宅医療・介護連携推進」につながっていくと考えます。

地域包括ケア推進のカギとなる「排泄ケア」への取り組み

さて、「排泄の問題」と「住み慣れた地域で安心して暮らし続けられること」が密接に関連していることは、一般的な視点で考えても理解できると思います。自分自身、もし親の在宅介護をあきらめるとすれば、真っ先に考えられる要因は「排泄」の問題でしょう。「認知症」も大きな要因ですが、こちらは少しずつ支援体制が整いつつあります。

市が行った調査でも、在宅生活をあきらめる理由の上位が「排泄」の問題でした。しかし、人口10万人規模の自治体で、排泄に関する取り組みを行っているところは、一部の先駆的な自治体を除いてあまりありません。

なぜ、「排泄」が要因になるのか——それには「排泄」に対する知識の不足をはじめ、介護側から見た視点と医療側から見た視点に違いがあるように思います。例えば、介護側の視点では、排泄の問題は介護負担として捉えられることが多いのではないでしょうか。つまり、当事者そのものや、なぜその問題が起こっているのかな

どはあまり着目されず、それにどう対処するか、負担の少ない介助動作はどうすればいいかなど、ケアスキルの向上に視点が注がれがちです。

一方、医療側の視点で言えば、排泄が疾病に与える影響を重視します。例えば、尿の問題で考えると、残尿など腎機能に影響してしまうような「排尿」の問題が重視され、いわゆる尿漏れなどの「畜尿」はあまり重視されません。しかし、生活において、多くの方が悩み、苦しんでいるのはむしろ「尿が漏れてしまうこと」ではないでしょうか。

また、「排便」にしても、便秘において下剤等が乱用され、「とにかく出ればよい」といったケアがされている実態を考えても、「ただ出せればよいのか」ではなく、「排便の質まで考える」などの課題があるように思います。

このように、地域包括ケアの推進にとって「排泄の問題」は重要であり、医療・介護両面から取り組む必要があります。しかし、主に医療行政を担っているのは都道府県であり、直接的に排泄ケアを事業として行うのは難しいでしょうし、そもそも医療の視点だけでは不十分です。

一方、介護保険者である市町村の中にも排泄に関する事業は介護保険制度としてはありませんし、あったとしても本人の排泄ケア支援ではなく、介護者支援としての事業がほとんどです。

「POOマスター」が全国に広がる2つの理由

◎ POOマスターは「排泄ケア」のキーパーソン

今まで述べてきたように、行政としての「排泄ケア」への取り組みが十分とは言えない状況の中、地域で排泄ケアの取り組みを推進していくためには"人材"が必要です。その人材には、当事者を中心に、医学的な部分のみならず生活も踏まえた包括的な視点でアセスメントし、地

域でアクションを起こしていく力が不可欠です。そして、私はこのような、排泄に関して医療と生活の両面から捉え、さらに知識や技術を有する人材は「POOマスター」だと考えています。

◎なぜ、POOマスターに惹きつけられるのか

ところで、POOマスターは全国に広まってきていますが、なぜでしょうか。私は2点理由があるように思います。

1つめは、何といっても榊原さんが大切にしている「とことん当事者」「人として出会う」「自分ごととして考える」「十位一体のネットワーク」という"4つの理念"への共感なのではと思います。これらは、いずれも重要だとは思っていても、職場の一専門職として、日頃の業務を忙しくこなす中では忘れがちになる理念です。

特に「十位一体のネットワーク」は、地域活動の経験のない方にはイメージしにくいかもしれませんが、榊原さんのダイナミックな活動を聞き、「自分もやってみたい！」と興味を持った方も多いかもしれません。

このような地域への働きかけの考えはとても重要で、もし、「POOマスター養成研修会」が、単なる排泄の知識や技術を身につけるだけの研修会であったとすれば、きっとここまでは広がらなかったのではないでしょうか。

そして、もう1つは、POOマスターが対象としている「排泄」という行為が、人の尊厳に関わるとても重要なテーマであるということです。「排泄」は、生活の中で当然のように行われる行為という認識が強いためか、便秘などの何らかの問題があっても、人によっては数十年も放置されていることが往々にしてあります。また、何か排泄で異常があった際にも、プライベートな行為であることから相談することは容易ではなく、さらに先に述べたように支援体制も十分ではありません。

このような中で、「とことん当事者」で「自分ごととして考える」意識を持った専門職が、

「POOマスター」のめざすテーマに興味を持たないはずがなかったのではと思います。

"4つの理念"を実践する「POOマスター」の展開に期待

POOマスターの広がりによって、全国のどこでも、よりよい排泄ケアが行われている――そんな時代が来ると素晴らしいと思っています。

そのためには、活動と行政がつながることが重要です。もしかすると「うちの自治体は排泄に興味がない」とあきらめている方もいらっしゃるかもしれません。また、小松市には幸いにも榊原さんをはじめ、排泄ケアに理解のある多くの専門職がいるからこそ「コンチネンスケア先進都市こまつ推進事業」が成り立っていると思われる方も多いかもしれません。しかし、私はそうは思いません。

皆さんの地域には"皆さん自身"がいます。榊原さんが大切にしている"4つの理念"を学び、排泄に対する知識や技術を身につけた「POOマスター」が1人でもいれば、やがて必ず地域は動かせると信じています。大切なことは、"4つの理念"を忘れずに、アクションし続けることです。そうすることで、協力してくれる仲間ができていきます。そこからネットワークがさらに広がり、いずれその地域に合った排泄ケアの取り組みにつながっていくでしょう。

先に述べたように、「排泄」の問題は、地域包括ケアの推進にとって重要なものですが、どのように取り組めばよいか悩んでいる自治体も多いように思います。POOマスターの皆さんが地域で起こすアクションは、きっとそのような自治体の助けになります。

「コンチネンスケア先進都市」をつくるのは自治体ではありません。POOマスターの皆さんこそが、"排泄ケアを地域に広めるパイオニア"になっていくのだと思います。

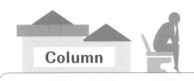

「POOマスター養成研修会」ほか "おまかせうんチッチ" の全てがわかる！

── ややのいえ＆とんとんひろば サイト ──

https://sorabuta.com/

◎「POOマスター養成研修会」の開催情報も

「POOマスター養成研修会」は、榊原千秋さんが代表社員を務める「合同会社プラスぽぽぽ」（以下：プラスぽぽぽ）が運営する「うんこ文化センター おまかせうんチッチ」の中の一事業です。プラスぽぽぽでは、そのほかに「コミュニティスペース」である「ややのいえ」と「とんとんひろば」、「訪問看護ステーションややのいえ」も運営しています。

また、「プラスぽぽぽ」の関連として、「ちひろ助産院」「ホームホスピスこまつ」もあり、その全てが紹介されているサイトが「**ややのいえ＆とんとんひろばサイト**」（画面写真上）になります。「POOマスター養成研修会」の開催情報も掲載されている「POOマスター」のサイト（画面写真下）もここにあります。

◎楽しいショップや役立つ動画サイトも

「ややのいえ＆とんとんひろばサイト」では、POOマスターが使用する「排便チェック表」のほか、玄米ホットパックやブタさんのイラストが可愛いマスク等を販売するネットショップ「POOPOOLAND オフィシャルショップ」や「う〇こがスッキリすぐでるマッサージを教えます」など実践に役立つ動画サイト「YouTube チャンネル POOPOOLAND」など、コンテンツが盛りだくさんでまったく飽きません。榊原さんも "プリンセスPOO" として、支配人・BENジャミンTの寺井紀裕さんと一緒に動画に登場します。

また、「**おまかせうんチッチ**」のサイトでは、「おまかせうんチッチの排便チェック表」や「くの

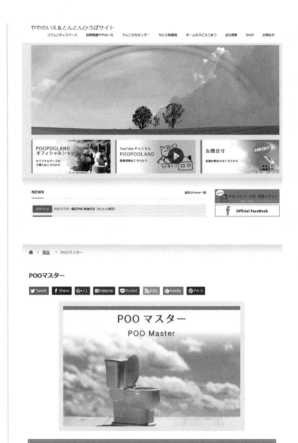

字のロダンで前かがみ！」という排便を記入するカレンダーなどがダウンロードでき、排便ケアに役立つ資料もいっぱいあります。

本書の読者なら一度は訪れたい「ややのいえ＆とんとんひろばサイト」、必見です。

「POOマスター」の
地域包括的排便ケア

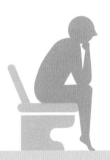

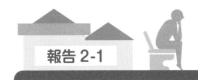

障害者支援施設の看護師がリードした データに基づく排便ケアの展開

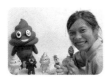

野家 晃子 ○Noie Kouko

社会福祉法人 北ひろしま福祉会
障害者支援施設 とみがおか
看護係長

●「私、うんち好きだな！」と気づいて

私は札幌市の南東に位置する北広島市の障害者支援施設「とみがおか」で看護師をしています。利用者は80人で平均年齢は39歳、職員は62人で看護職は常勤2人配置されています。

2018年9月、全職員向けの研修に榊原千秋さんを講師に招きました。そこで「おまかせうんチッチ」の話を聞いて、単純に「私、うんち好きだな！」と思い、POOマスターの研修を受けることを決めました。

● POOマスターとしてのさまざまな実践

POOマスターとなった私は、まず介護福祉士・管理栄養士・看護師で「排泄委員会」を立ち上げました。当法人の排便記録は、今まで個人の見立て・感覚による記載でした。記録を統一するため、まずブリストルスケールの便モデル（バナナ大、鶏卵大、うずらの卵大……）を紙粘土で作成。大きさは誰もが納得するものを心がけました。

次に、データ収集するための「排便チェック表」と「アセスメント表」を作成しました。当法人には知的障害者、重度心身障害者のほか、特別養護老人ホームの入居高齢者と、さまざまな疾患・年齢の方がいるため、幅広い項目を盛り込みました。

「とみがおか」は重度の知的障害者が多く、言葉でのコミュニケーションが難しいことがあります。てんかん発作を持つ方も多く、その誘発するリスクとして

の「便秘」対策は昔からの課題でもありました。しかし、その日のその方の腹部の様子や体調によって対応を変えず、「排便後－3日目にラキソベロン」「排便後－5日目に浣腸」といった約束指示を受け、「まず便を出さなくてはいけない」という意識が強くありました。

そこで、まず利用者ごとに「服用している下剤」「その下剤の作用・副作用」をまとめました。さらに約束指示の多い方を拾い上げてデータ収集を行い、各人ごとの排便周期を見いだしました。その際にはブリストルスケールを用いたため、排便の性状・量が一目瞭然にわかりました。

そこから「下剤を使用した時間」「次に排便が出た時間」などのデータからアセスメントを行い、下剤を内服している方で便が緩すぎるときは薬の減量をして、約束指示で下剤を内服しても次の排便までの時間を考えると下剤の効果がなかったときは約束指示の見直しを行いました。これらの結果、その方の周期ごとによる自然排便が見られるようになりました。現在20人の方の薬の見直しを終えています。

●「うんちバカ」から「うんち博士」へ

私のデスク周りは"うんちグッズ"が多く、当初はスタッフに「うんちバカ」とからかわれていましたが、今では「うんち博士」に昇格しています。スタッフもグッズを集めだし、排便に対する興味・意識が変わってきました。

今後は、さらに「下剤ゼロ」にできるよう、ケアに重点をおきたいと思っています。言葉でのコミュニケーションが難しい場合、ケアが一方的になりがちですが、本人のニーズと意思決定を大事に、これからもケアを深めていきたいと思います。

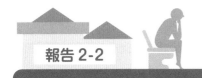

"触れること"の大切さに気づいた「POOマスター」の学び

山田 優弥 ○Yamada Yuya

医療法人社団ささえる医療研究所
まるごとケアの家いわみざわ

◉ 榊原さんの「おなかマッサージ」に感動して

「まるごとケアの家いわみざわ」は、岩見沢市志文町にある訪問看護・訪問介護・居宅介護支援の事業所が入ったコミュニティスペースです。私はここで訪問看護同行や事務業務、私有地周辺の環境整備などの業務を行っているほか、准看護師学校に通っている看護学生でもあります。

POOマスターの研修を受けた理由は、研修講師の榊原さんが以前、岩見沢に来られたとき、腹痛を起こしていた私におなかのマッサージをしてくれて、勝手に親近感を持ってしまったことで、正直、人体の構造も何もわからない状態で、興味本位での受講でした。

◉ "触れる"という援助の力の素晴らしさ

POOマスターになってからは、訪問看護の同行時に排便困難・便秘気味の利用者さんにおなかのマッサージをしたり、腸内環境や排便に関する知識をお話ししています。

私は自分で体験していないことを利用者さんに勧めることはあまり好きではありません。自分が"良かった"と実感したことを自信をもって提供していきたいと考えており、POOマスターで学んだ「水溶性の食物繊維の摂取」「直腸肛門角を意識した前傾の排便姿勢」「便が詰まっているときに自分でおなかのマッサージ」など、実際に自分自身の体を使って積極的に取り組んでいます。そして、訪問看護同行中のバイタル測定など、利用者さんとの貴重な時間の中で、会話によるコミュニケーションだけでなく、おなかのマッサージという"触れるコミュニケーション"をとれるようになったことで、利用者さんとの信頼関係を築けてきているなと感じています。

看護学校で、看護師の「看」は「手と目で看る」と教えられました。また、法人理事長の永森克志医師も「看護師さんは患者さんに触れることが許される職業だ」と"触れること"の大切さを話してくれます。私は今はまだ学生ですので、利用者さんと接する時間は限られていますが、「POOマスター」という資格を得たことで、利用者さんに基本的な看護以外に直接"触れながら"援助を行うことができます。そのとき、POOマスター研修で学んだことを、マッサージをしながら会話の中に組み込んだりすると、利用者さんも笑顔になって、私の顔や名前も覚えてくれます。

一番嬉しかったのは、ベッド臥床状態で排便困難な利用者さんがマッサージ中に排便があったことです。本当にPOOマスターになってよかったなと思います。

◉ 「苦痛のない排便ケア」を広めていきたい

POOマスターになったからといって、排便のこと、腸内環境のこと、そして排便ケアがいつもうまくできるわけではありません。ただ、POOマスターになったことは、知識も技術もなかった自分にとって、少なからず"自信"になっています。

今後、利用者さんや患者さんをはじめ、地域の皆さんが、「苦痛のない排便ケア」を受けられるように、病院を含め地域のさまざまな施設や地域の人々にも、排便に関する知識・認識を広めていくことが、POOマスターとしての私の目標です。

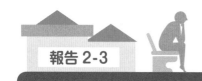

POOマスターになってあらためて感じた "人として出会うこと" の大切さ

POOマスターになってあらためて感じた "人として出会うこと" の大切さ

畠山 貴江・Hatakeyama Kie

一関市国民健康保険藤沢病院
看護部

　私は一関市国民健康保険藤沢病院（以下：藤沢病院）で総看護師長をしています。これまで病院や訪問看護で経験を重ね、「聴く看護」を大切にケアの中で「聞き書き」をしてきました。

　一関市病院事業は藤沢病院を主体として介護7事業（老健・特養・デイサービス・グループホーム・訪問看護・居宅介護支援・地域包括支援センター）を経営統合し、医療と介護を一体的に運営しています。「暮らしを診る」を掲げ、医療・介護・福祉が連携して地域包括医療・ケアを実践しています。

● ケアとは言えなかった「排便コントロール」……

　私は臨床の場で、時として当事者抜きのケアが行われていることが気になっていました。殊に排便ケアにおいては「排便コントロール」と称し、本人の思いはどこかそっちのけで、数日排便がないと看護師の "何となくの経験や感覚" で「ケア」とは言えない「処置」をしている現状がありました。そんな「処置」も、それをしている「自分」も変えたいという思いで、私はPOOマスター養成研修会に参加しました。

　管理的な立場になって、ケアの第一線にいるわけではない私ができること、すべきことはスタッフみんなの思いや力を引き出すことです。私はPOOマスターの研修中に、病棟スタッフ全員に排便ケアの困りごとについて聞き、それを病棟会で共有し、併せてPOOマスターについて紹介しました。

　その後、スタッフの困りごとを知った皮膚・排泄ケア認定看護師（WOCナース）が排泄ケアの勉強会を始めてくれたことで、ブリストルスケールを用いた排便チェック表の記録とそれを読み込む力の必要性、便器に座ることの重要性を多くの仲間が感じてくれました。そして、「患者の生活」も「気持ちのよい排便」も "人それぞれなのだ" と気づいた仲間は、「排便チェック表を活用して当事者本位のケアをしたい」と話し合いました。入院患者のほとんどが80～90歳代の急性期病棟では、日々、入院によるせん妄や認知症の進行、ADLの低下という現実に向き合います。しかし、それでも病棟ナースは「できる限り便器に座ることを大切にしたい」「そのために相手の思いに耳を傾け、寄り添いたい」と話してくれます。

● 「ためらい悩むケア」こそが看護の本質

　今、病棟の排便チェック表はブリストルスケールを用いたものに変更され、統一した観察と記録を実践しています。またWOCナースを中心に定期的に排便チェック表の読み込みとアセスメントの訓練を開始しました。気持ちのよい排便のために看護師・看護補助員がチームとなって取り組んでいます。

　POOマスターになり、あらためて「人として出会うこと」が大切であること、「ためらい悩むケア」こそが看護の本質であることを感じています。今後は成功体験を重ね、患者・スタッフが共に笑顔になる排便ケアを実践していきたいと思います。また、一関市病院事業の強みを生かし、介護の7事業所でも排便ケアを展開していきたいと考えています。自宅でも施設でも病院でも医療・介護・福祉が連携し、当事者本位のケアをみんなでつないでいきたいと思います。

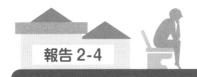

「“うんこ”に関心を持った排泄ケア」を病院内に定着させていきたい

高橋 ひとみ ○Takahashi Hitomi
国家公務員共済組合連合会 東北公済病院
看護部次長（教育担当）

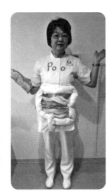

　私は、仙台市にある国家公務員共済組合連合会東北公済病院（以下：当院）で看護部次長として教育担当業務を担っています。

　POOマスターの研修を受けるきっかけは、「聞き書き活動」をしている仲間からのお誘いでした。以前から私は「排泄は人として生きていく中での大事な営みである」と思っていました。自分自身が排泄ケアをマスターすることで、当院の看護職員も「うんこ」に関心を持って、気持ちよく排泄できるケアを患者に提供できるのでは、と思って受講しました。

電子カルテに便量スケール等の書式を追加

　受講後、当院において、私はPOOマスターの活動として、「看護職員が排泄ケアに興味を持つ」ことを目標に実践に取り組みました。

　当院では患者のケアにおいては、クリティカルパスの適応や看護診断の立案を実践していますが、「患者を生活者としてみる視点」も大事だと考えています。日常のケアにおいては、看護補助者が排泄介助を担うこともあります。だからこそ看護師が排泄ケアについて主体的に考えるきっかけとなり、「生活者として患者を捉えて看護してほしい」と思いました。

　今、私は師長会議で主旨を説明し、各部署に出向いて排泄ケアに関するレクチャーを開催しています。説明資料には、独自に「うんこカレンダー」を作成し、活用できるようにしました。後日、「排泄時の姿勢で下剤に頼らなくてよくなった」「食べ物の大切さがわかった」「外来患者さんに資料を渡した」などの感想が聞かれ、反響を実感しています。また排泄の状況が共通認識できるツールとして、「ブリストルスケール」と「便量スケール」の記載欄を、電子カルテに作成するよう担当委員会に働きかけ、運用できる書式も構築しました。

市民向けの健康講座で排泄の知識を広げる

　当院では、地域に向けて開かれた相談室として、火・水・木の9：30〜16：30に「光彩通り保健室“ささえて”」を開いています。その取り組みの中で、月に2回ほど「健康講座」を企画しており、看護師・栄養士・MSWなどが講師になります。

　私も「体にやさしい排便うんこの整え方」というテーマでお話ししました。ものを食べてから、うんこになるまでの経過がわかるように、腸の模型付きの自作のコスチューム（写真）を着用して説明しました。参加者からは食べものや下剤のこと、家族の排便について等の相談があり、関心の高さをあらためて知ることができました。

　POOマスターとなった今の私の目標は、当院の看護職員が「“うんこ”に関心を持った排泄ケア」を実践できるよう整えていくことです。気持ちのよい排便で患者を笑顔にできたら、こんなにうれしいことはありません。今後、看護補助者や保育士向けにも排泄ケアのレクチャーを実施し、市民向けの健康講座も継続していく予定です。基本的な排泄ケアの確立は、生活の質向上につながっていきます。楽しく明るく仲間を増やして、POOマスターとしての活動を継続していきたいと考えています。

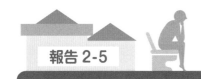

「便育」から始まる "街づくり" を
めざすPOOマスターの活動

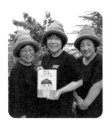

大沼 由香 ◦ Ohnuma Yuka
玉井 照枝 ◦ Tamai Terue
鴫原 さと子 ◦ Shigihara Satoko

仙台うんこの保健室

◀ 左から玉井さん、大沼さん、鴫原さん

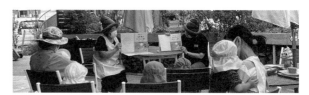

▲ 食い入るように絵本を見る園児たち

私たちは「仙台うんこの保健室」を主宰している看護師（大沼）、助産師（鴫原）、がん相談員（玉井）です。宮城県内のそれぞれの地域で「暮らしの保健室」活動を行い、聞き書き活動も行っています。「POOマスター仲間で、保健室活動の中に排便ケアを取りいれよう」と、「仙台うんこの保健室」を立ち上げました。

POOマスター研修の受講は、暮らしの保健室の活動を通して、「排便の悩みを抱えている人が地域にとても多い」と感じていたことがきっかけです。POOマスターとして、また聞き書き人として当事者の思いを大事にして、気持ちよい排便ケアを一緒に考えるお手伝いをしていきたいと思っています。

◉「うんこ」が引き出す "関係性づくり"

「仙台うんこの保健室」は2020年8月に発足し、今は「便育」に取り組んでいます。子どもたちの便秘解消には栄養や運動、睡眠のバランス、副交感神経優位となる安心感などが重要であり、ママたちへの子育て支援活動につながると考えています。

2020年9月から、絵本『そのときうんちはどこにいる？』（榊原千秋監修・日本看護協会出版会）の読み聞かせと「うんこの相談会」を開催しています。場所は仙台市若林区にある「多世代交流複合施設アンダンチ」のお庭です。新型コロナウイルス感染予防として椅子を離し、マスクをしての開催です。

さわやかな秋空の下、開始時間になると保育園児が集まってきました。絵本の読み聞かせをするのはわが子の子育て以来、数十年ぶりでとても緊張しました。うんこのお話なので、園児はふざけたり照れたりするかとおもいきや、ページが進むにつれて、真剣な表情で食い入るように絵本を見つめてくれました。瞳が透き通っていてまぶしかったです。

子どもたちが自分で丸で囲める "うんこマーク" を並べたチェックシートを手作りし、プレゼントしたところ、あるママが「2週間の記入後に排便相談をしたい」とのお声もいただき、初回の目標である "関係性づくり" に踏み出せたように思います。今後は、この「便育」をさらにわかりやすく、反復していくことで意識づけできるようにしていきたいと思います。

◉ 排便ケアで "笑顔の街づくり" に挑戦する

大人の対象者についても『そのときうんちはどこにいる？』を排便について語るきっかけとして活用すること、具体的には、高齢者ケア施設での「うんこの相談会」を計画中です。

地域で暮らす1人ひとりの人生や暮らしのものがたりに寄り添い、その方の気持ちよい排便ケアを一緒に見つけていきたいと思います。

「仙台うんこの保健室」は、お子さんから高齢者、障がい者、妊産婦など地域で暮らす人々の気持ちよい排便ケアに取り組み、ヘルスプロモーションと笑顔の街づくりに挑戦します。

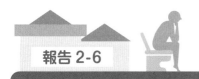

"地域包括的排便ケア"をめざす 大学附属の施設での取り組み

佐藤 亜希子 ○ Sato Akiko

秋田大学大学院医学系研究科附属
地域包括ケア・介護予防研修センター

「秋田大学大学院医学系研究科附属地域包括ケア・介護予防研修センター」（以下：センター）は「高齢化率全国１位の秋田県における地域包括ケアシステム構築に向けて大学の持つ機能【教育・研究・地域貢献】を用いて参与し貢献する」という目的を掲げ、2014年10月に開設されました。私はセンターで地域の医療・福祉職のための研修や講演会の企画・実施、看護師・保健師をめざす大学生の教育に関わっています。

「うんちのために活動」したくてPOOマスターに

私がPOOマスターをめざしたのは、2017年に榊原千秋さんが「おまかせうんチッチ」活動の講演のために秋田に来ていただいたことがきっかけです。そのとき、私は榊原さんに実際に腹部マッサージもしていただきました。看護職として、排便ケアの知識を多少は持っているつもりでしたが、榊原さんの講演は、目から鱗が落ちることばかりだったことを覚えています。

同時に開催した「うんちカフェ」では、秋田県内の看護職や介護職の皆さんが、排便ケアにさまざまな悩みや葛藤を持ちながら業務を行っていることを知りました。私自身、病院に勤務していた当時のことを思い出してみると、ルーティンで下剤や座薬を使用したり、摘便を行うことに慣れてしまい、患者１人ひとりの排便習慣や食生活などに目を向けることができていなかったと反省しました。

当時、秋田県にはPOOマスターがいなかったため、

「まず、私がPOOマスターとして地域の方々のうんちのために活動したい！」と思い、POOマスター研修を受講することを決め、小松市に向かいました。受講期間は、POOマスターの仲間と共に本当に楽しく学ぶことができ、感謝しています。

２つの講座で排便ケアを広める

現在のPOOマスターとしての活動ですが、「秋田大学市民公開講座」と「介護福祉職のためのフィジカルアセスメント講座」を毎年行っています。

「市民公開講座」では、秋田大学の教員３人と共に【「健康寿命日本一」の実現に向けた生活習慣のヒント】というテーマで地域の方々に講座を開催しています。秋田県が掲げる「健康寿命日本一」の達成に向けた基本計画を踏まえ、日常生活ですぐに実践できる生活習慣を整えるためのヒントを看護学の視点からお伝えする内容です。その中で、私は「排便についてのセルフケア」を紹介しています。排便習慣を知ることの重要性やロダンのポーズを紹介すると、「意外と知らなかった！」と反応してくださる受講者が多くて、POOマスターとしてうれしく思います。

「フィジカルアセスメント講座」では、事例検討を行い、介護職に必要なフィジカルアセスメントを受講者と一緒に考えています。療養者の排便ケアについて、「１人ひとりの排便アセスメントが大事だ」ということを伝えられたらと思っています。

今後、「うんちカフェ」の開催や「小学生の便秘予防教室」など、POOマスターとして行いたいことがたくさんあります。少しずつですが、これからも「秋田のうんち」のために、POOマスターとしての活動を継続していきたいと考えています。

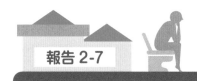

まちのナースステーション八千代 (千葉県八千代市)

当たり前のことを真摯に考えて 取り組む姿勢を学んだPOOマスター

福田 裕子 ●Fukuda Yuko

まちのナースステーション八千代
統括所長

私は訪問看護、看護小規模多機能型居宅介護（看多機）、居宅介護支援の事業所を運営しています。日々の業務の中でスタッフには「在宅の利用者が気持ちよく食べる・出す・寝る・活動する」を視点に、その人なりの健康を向上させ、「いきがいを持つ」ことができるような働きかけを考えてもらっています。特に当事業所は多職種で利用者に関わることが多いため、どの職種にも合言葉のように伝えています。

● 「POO伝ジャー」研修からのスタート

榊原さんを知ったのは、5年ほど前の研修でした。「本当に楽しそうにまちづくりに参画している看護師がいるな、素敵だな」と思った記憶があります。

榊原さんの情報を調べると、「うんこ」について真剣に取り組んでいて、POOマスターを養成するとありましたが、日程が合わず、日々が過ぎていきました。しかし、ある学会で榊原さんに会ったとき、「1日研修（POO伝ジャー）もある」とのことで、すぐに八千代市に来ていただき、「POO伝ジャー研修」を開催することができました。

当日は40人以上、千葉県外からの参加もありました。当事業所のスタッフも多職種で10人程参加し、目の色を輝かせて排便コントロールの誤解や気持ちよく出すアイデアを吸収していました。その後、船橋市での開催では研修のお手伝いをすることもできました。

排便コントロールで悩むことの多い在宅看護では、

スタッフは排便に関して高い関心があります。研修後は、なかなか排便できなかった利用者に「研修で学んだマッサージを行ったら便がスムーズに出た！」と興奮して帰ってきたり、排便チェック表を利用者毎に記入して調整方法がわかったり、スタッフの排泄に対する行動が自主的に行われるようになりました。

そのタイミングで、私は「POOマスター研修会」にスタッフと3人で行き、受講後、事業所内で3人がリーダーシップを取るようにしました。勉強会では"その人"なりの排便周期を知る方法や排便コントロールの方法など、POO伝ジャーでは学べなかったことも共有しました。また、電子カルテにブリストルスケールを入れて、スタッフに慣れてもらう工夫もしたところ、POOデンジャー研修から2年で、さらに士気が高まった気がします。今後の課題は、この取り組みを"事業所の文化"として根付かせていくことです。

● 「当たり前」の基本的欲求を叶えたい

榊原さんの訪問看護ステーション「ややのいえ」では、利用者から「便をしたくなった」と連絡があると緊急訪問をすると聞き、自分の気持ちよいタイミングで気持ちよく出せることはこの上ない幸せなのかもしれないと目から鱗が落ちました。

排便は人間の基本的欲求なので、これは当たり前のことなのですが、訪問看護ではこちらが行ける時間に排便の調整をしがちです。「排便したい」と連絡があって訪問したら治まっているなど、なかなか訪問看護での調整は難しいこともあります。しかし、看護師として排便のことだけでなく、「当たり前のことを当たり前として真摯に考えて取り組む姿勢が必要だ」とPOOマスターの活動から学んでいます。

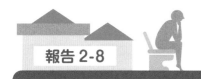

「気持ちよく出す排便ケア」は最期まで安心して暮らすための糸口

富岡 里江 ○ Tomioka Rie

株式会社ウッディ
訪問看護ステーションはーと
訪問看護認定看護師

　私は、大学病院勤務を経て、東京都葛飾区で20年余り訪問看護に携わっています。病院時代に長く関わっていた神経内科の患者さんも、訪問看護で関わっている利用者さんも排便に問題を抱える方が多く、排便ケアは常に私の課題で、これまでも自分なりに工夫を重ねてきました。

"排便"を生活全体からあらためて見直す

　当法人では「ホームホスピスはーとの家」も運営しています。その関係でPOOマスターの研修を知ったとき、私は「これだ」とすぐに受講を決めました。

　榊原さんは「人として出会う」「自分ごととして考える」という対人援助における基本を大切にしています。研修では、排便ケアを通して、忘れてはいけない基本的なことを学んだと思っています。受講後、私は「相手が何を大切にしているか」「自分だったらどうしたいか」を意図的に考えるよう心掛けています。そして、"排便"を睡眠・食事・活動など生活全体からあらためて見直すようになりました。

　職場内でPOOマスターの学びを伝達したことで、みんなで一緒に考える機会が増えました。どの利用者のケースでも安易に下剤を調整するのではなく、「なぜ、このような状態になっているのか」を生活全体から考えるようにしています。

　「排便チェック表」は、起こっている現象や介入の効果が見えるので、アセスメントや評価が容易になり、利用者・家族にも説明しやすくなります。食事や1日の過ごし方、排便に効果的な体操やマッサージの方法などを助言し、さらに日常生活の中で工夫できることを探すようにしています。そして、うまくいったことは、利用者と一緒に振り返って、その人なりの自律をめざしています。

心身の健康状態がよいときに気持ちよく出る

　私は、地域の看護師や多職種連携を目的とした研修会を定期的に企画しています。POOマスターになってからは、「排便（排泄）」をテーマにした研修も毎年行っています。気持ちよく排便するための取り組みの中で、医療職でないと行えないことは、ほんの一部です。ほとんどが生活の中でのことであり、介護職でも本人や家族でもできることはたくさんあります。興味を持ってくださる方は多く、多くの意見交換ができ、研修会は仲間づくりにつながっています。

　POOマスターになり、「食べる」「動く」「眠る」「出す」などの基本的なことが「絶妙にバランスをとっているのだ」とあらためて認識しました。気持ちよく排便ができるときは、その人なりの心身の健康状態がよいときです。それを本人が自覚して、主体的に生活全体から排便を考えられるような支援をめざしています。

　排便の課題は介護困難になる最も深刻な要因であり、当事者の尊厳に関わるものです。住み慣れた地域で最期まで安心して暮らすためには、誰もが気持ちのよい排便を自然に当たり前にできるようになる——これが解決の糸口なのかもしれません。

　そんな地域づくりの一助を担えるよう、これからも「気持ちよく出す排便ケア」に取り組んでいきたいと思っています。

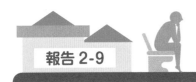

入院前からのさまざまな情報をもとに 1人ひとりに合った排便ケアをめざす

琴野 祐香 ● Kotono Yuka

医療法人社団東野会 東野病院
看護部 主任

●「苦痛なく排便を行える方法を学びたい！」

大阪医科大学付属看護専門学校を卒業後、地元の石川県に戻り、急性期病院での勤務を経て、2003年から医療法人社団東野会東野病院に勤務しています。当院は小松市今江にある一般病棟42床の小規模病院で、整形外科・リハビリテーション科・内科（呼吸器・循環器・消化器）、外科（肛門・消化器）の診療科をもち、在宅診療や訪問看護も行っています。

私がPOOマスター研修を修了したのは、2018年でした。私自身、便秘に悩み、また、便秘を訴える患者が苦しんでいる姿にすぐ下剤の使用・摘便というケアの繰り返しが行われていることに悩んでいたので、「どのようにケアを行えば、本人にとって苦痛なく排便を行えるのかを学びたい」と思い、POOマスター研修を受けたのです。POOマスター研修では、排泄に関する基礎知識を学び直しました。

● 病院内でのPOOマスターとしての取り組み

POOマスターになってから、まず取り組んだことは、院内にブリストルスケールを導入し、スタッフ皆が共通認識を持ってケアを実施できるようにしたことです。ブリストルスケール表をトイレに掲示し、スケール表のコピーをスタッフに配布しました。また、患者にも排便の意識づけを行う環境を整えていきました。

苦痛を訴える患者Aさんには、副交感神経を優位にするために、コミュニケーションを図りながら温罨法から開始して、マッサージを行っていきました。すると、険しい表情から少しずつ穏やかになり、「おならが出るわ」「ぐるぐると動き出すみたい」と言い、その後に「すっきりと出たわ」と言ってくれました。数日後、Aさんは「この前のマッサージ、お腹が温かくて気持ちがよかったよ。あんただったね、ありがとう」と覚えていてくれました。

退院後の食事に関しても、「ネバネバ食事を続けてみるね」と言ってくれる方もいます。しかし、いつも成功体験となることはなく、コミュニケーションがうまくとれなくて、生活習慣の調整もうまくいかずに日常生活を快適に過ごせない方もいます。

また、院内のスタッフ間でも知識やスキルが統一できていない現状もあります。これらを解決するためには、入院前からのさまざまな情報をもとに、1人ひとりに合ったケアを実施していくことができるよう、スタッフ、そして患者自身に、排便ケアの知識などを伝えていくことが大切であると思っています。

●「POO伝ジャー」を増やしていきたい

私はPOOマスターとなり、あらためて排便ケアが、人にとってどれほど重要なことであるかに気づくことができました。

「人として出会う」「自分ごととして考える」「とことん当事者」という榊原千秋さんの言葉が心にとても響いています。その人の思いに寄り添い、よりよい排泄が行えるように、また、自立を支援できるように、まずは1日の研修でなることができる「POO伝ジャー」を増やしていきたいと思います。そして、地域の人々やさまざまな職種との連携を図りながら、これからも活動をしていこうと思っています。

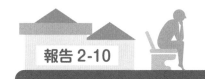

POOマスターの活動を通して "生活が楽しめる" まちづくりに貢献する

田口 亜希代。Taguchi Akiyo
診療所看護師

◉ 看護の基本に備わっている「基本的人権の尊重」

私は、病院・在宅・施設での看護を経験した後、現在は京都府で内科クリニックに勤務しています。日々の看護実践の中で、看護の対象となる人々との出会いには排便問題が絡んでいることが多いように感じていました。そして、一律に行われる排便ケアに疑問を感じているときに、榊原千秋さんのPOOマスター研修のことを知りました。

研修での学びは具体的でわかりやすく、榊原さんの提言される「排便ケアは自立を支えるケアである」ということを、深く心に刻むことができました。

そして当事者の思いで排便問題と向き合うことは、「基本的人権の尊重が看護の基本には備わっている」ということを、あらためて考えてみることにつながりました。

◉ "食べて出す力" が幸せな人生を導く

現在の私のPOOマスターとしての活動は、特に所属を持たずに「あなたの町のPOOマスター」として、地域の中で「うんち教育」を広める取り組みです。

具体的には、友人の営む訪問看護・介護ステーションや、知人の集まりに呼んでいただき、体の仕組みから排便までの流れを話しています。子どもから大人まで楽しく理解できて、自分の健康づくりに役立ててもらえるように、手書きの紙芝居や腸の模型を使いながら話しています。

この「うんち教育」の取り組みでは、意外にも、医療・福祉職の方が目を輝かせて聞いてくれていて、「自分の普段のケアが、いかに便を出すことばかりにこだわっているか」と反省されるようです。

POOマスターとしての活動を続ける中で、「排便問題に苦しんでいる人は高齢者や疾患を持つ人ばかりではない」ということに気がつきました。排泄は社会的行為にもかかわらず、いじめや偏見につながりやすく、家族や友人にも相談できずにいる人が多いことがわかりました。

そのような方々との出会いを通して、私は
「食べて出す自分の力は、幸せな人生のために自己管理できる力である」
と考えるようになりました。排便が整うことで、心から生活を楽しめる人が増えるよう願いながら、POOマスターの活動を続けています。

◉ 「あなたの町のPOOマスター」として

私はPOOマスターになってから、よく勉強するようになりました。疾患や腸内細菌のこと以外にも、哲学や心理学、死生学、食事や歯の健康など、どれも人と向き合う上でとても大切な学びである、と前向きにとらえています。「とことん当事者」「自分ごととして考える」という榊原さんの教えを、これからも忘れずにいたいと思います。

地域の中に食育と排便教育がオープンに受け止められて、生活習慣病を予防する自己管理能力の高い人々や、排便問題を解決して生活を楽しめる人々が多いまちは素晴らしいと思います。そのようなまちづくりに貢献できるように、これからも「あなたのまちのPOOマスター」として努力していきます。

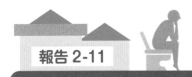

院内も院外も、POOマスターとして "こころをほぐす看護" をめざす

井上 靖子 ● Inoue Yasuko

大阪市民病院機構
大阪市立十三市民病院 看護部

● "おまかせうんチッチ" に引き込まれ……

POOマスターになるきっかけは、病院の図書室で、偶然に手に取った『コミュニティケア臨時増刊号 "気持ちよく出す！「おまかせうんチッチ」』でした。「何だろう、この本は!?」と、初めて目にするユーモアあふれたタイトルに大変驚き、そのまま引き込まれました。図書室で一冊読み終えたときには、まさしく「学びたい」と求めていた内容であることに感銘を受け、わくわく喜びでいっぱいになっていました。

私は、こどもの頃から便秘症で、排便について関心を持っていました。そして排泄分野で、排便をテーマにした研修を探しているところでした。「POOマスターの研修は、自分のためにある研修だ」と確信し、受講しました。

研修は「とても楽しい」に尽きます。排泄に関する知識と、排泄を通して、その人を "とことん当事者" として理解し、寄り添うことが排泄ケアに重要であることを学び、また、共に研修を受けたPOOマスター仲間は大きな支えと原動力になりました。そして、2019年11月、私はPOOマスターになりました。

● POOマスターになって両親の便秘を解消

POOマスターになってよかったことは、まず両親の便秘対策です。両親も便秘症で下剤に頼り、目の前で困っている姿を見ても、排泄のことは親子間では触れにくく関わることができませんでした。POOマス

ターになり、納豆とめかぶを居酒屋の一品のように、トッピングは長いも・ねぎ・梅干し・鰹節・海苔を日替わりで夕食に出し、乳酸菌やビフィズス菌のよさをアピールしました。さらに、「高齢であり、排便姿勢をとることが難しくて便を押し出す力が足りない」とアセスメントし、腹部をホットパックで温めてみました。このようにして、少しずつですが排便についての話題も両親とできるようになりました。

自分の便秘改善のためからのスタートでしたが、今では「誰かのため」に活動しています。「便が出ていないな」と気づいたらお腹に手を当てる、温める、マッサージするなどを試み、"こころをほぐす看護" ができるチームの輪を広げたい。「0歳から100歳以上まで排泄のことならおまかせください！」と、病院から地域へ発信していきたいと考えています。

● 院内スタッフの免疫力を "腸" で高める

当院は263床の急性期病院で、2020年10月現在、新型コロナウイルス感染症の重点医療機関になっています。私は病棟で新型コロナウイルス感染症患者（中等症）の対応をしており、患者対応に関わるスタッフを対象に、「スタッフの免疫力を低下させない」「免疫力をキープする」ためのセルフケアに向けて、1日1題のミニ学習会を行っています。

テーマは「免疫力は腸からです」という "腸活" について知ることで、その日のカンファレンスの時間に実施しています。スタッフがホッとやすらぐひとときの時間をもてるような内容にと心がけています。スタッフからの反応もあり、「自己管理に取り入れています」と意見をもらいます。このようなPOOマスターとしての活動を続けていきたいと思います。

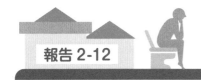

訪問看護の現場で役立つ
POOマスターとしての知識

大石 千都 ◦ Ooishi Chizu
株式会社ソレイユ
訪問看護ステーション ソレイユ

● 便秘の親子への訪問看護でケアを模索

私は大阪府高槻市にある訪問看護ステーション ソレイユで訪問看護師をしています。介護保険だけでなく、障がいを抱えながら地域生活を送っている方の訪問も多くなってきています。

訪問に入る上での課題は「排便」です。POOマスターになろうとしたきっかけは、廃用症候群の母親と統合失調症の息子の2人で生活している親子への訪問でした。母親は便秘のため浣腸とラキソベロンをほぼ1本内服して摘便にて排便を促すのですが、次の訪問ではすぐに腹部膨満していました。同様に息子も便秘で下剤を何種類も飲んでいたのです。「なぜ、気持ちよくうんこが出ないのか？」と模索していました。

そんなとき、Facebookで雑誌『気持ちよく出す！「おまかせうんチッチ」』を知り、「これだ」と思ってすぐに研修を申し込みました。

● 「排便」だけにこだわる利用者への関わり

POOマスターになってからは"とことん当事者"を大切にして、当事者の思いに耳を傾けることに気をつけました。「排便チェック表」の活用や便秘を"自分ごととして考える"ようにしています。一例として、現在訪問している60代の精神疾患の女性Aさんについて述べたいと思います。

Aさんは便秘で下剤を服用していますが、排便への固執が強く、下痢をしても内服をやめることができま

せん。他人から「これがいい」と勧められた食材で、たまたまタイミングよく排便があると、そればかりを食べていました。その結果、下痢を繰り返し、公共の多目的トイレで便失禁を繰り返していました。また、夫もちゃんと便が出ることにこだわりがあり、排便がうまくいかないと叱責されることもありました。

訪問に入り、少しずつ食事の改善を提案し、オクラ・納豆などのネバネバの食材を勧めました。おなかを温め、便秘解消マッサージを勧めると「それいいね」と耳を傾けるような言葉が聞かれました。行動に移すまでには、もう少し時間がかかるかもしれませんが、受け入れてもらったことは大きな一歩だと思っています。「うんこのことは大石さんに聞けば」と思ってもらえれば一番うれしく、関わりを継続しています。

● 「うんこさん」を語れる仲間を増やしていきたい

2020年、私の母が膝の手術をしました。元々、便秘気味ではなかったのですが、手術の後に動けなくなったためなのか、病院のトイレ数が少なくて便意があってもなかなか行けないためか、便秘になりました。

POOマスターの私はヤクルトを購入し、マッサージや玄米ホットパックを根気よく続けました。すると、初めは下剤を飲んでいた母が、その後、下剤に頼らずに排便ができるようになったのです。

大阪では「うんこ」に「さん」をつけて、人名のように「うんこさん」と呼びます。これからは「うんこさん」を語れる仲間を増やしていけたらと思います。特に在宅を支える職種に仲間を増やし、下剤に頼らない排便をめざしていきます。今後、地域で勉強会等も企画して、ヤクルトさんなども巻き込んだ「コラボ勉強会」などもできたらと考えています。

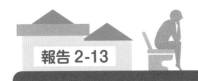

排泄に関わる全ての人が協力し合える「POOマスター」の排泄ケア

久保田 千代美 ◦ Kubota Chiyomi

Chiyomi Kubota Care 研究所
暮らしの保健室なら
代表

排泄ケアは "その人" の人生、尊厳にも関わる

私は訪問看護師と看護教員を経て、2019年にケアの研究と教育を主な事業とした「研究所」と「暮らしの保健室なら」を開設いたしました。研究所の主な仕事は、訪問看護の現場での相談や看護教育の講師で、暮らしの保健室では地域の人を対象にケアの学習会や困っている人の話を聴いています。

看護学生は、学校では排泄ケアの基礎を学びますが、実習では勘と技に頼った排泄ケアを目の当たりにします。「排泄をアセスメントして、科学的な根拠をもって、ケアにつなげる」という本来の看護を伝えたいと思い、POOマスターの研修を受講しました。

排泄ケアは、その人の生活・人生、尊厳に関わります。適切な排泄ケアには病態生理の理解が不可欠です。そこで私は、地域の人々の幸せのために「適切な排泄ケアを伝えていきたい」と願い、POOマスターになりました。

適切な排泄ケアで改善した2つの事例

私は訪問看護ステーションの教育顧問もしています。排泄ケアに関わる役割は、勉強会の開催、「排便チェック表」のアセスメント、訪問看護同行での腹部の温罨法やマッサージなどです。

ここで訪問看護の現場で関わった2つの事例を紹介します。神経難病で排泄姿勢がとれないAさんは下剤を服用し、訪問看護の浣腸・摘便で排便していました。Aさんの妻は料理が得意で、Aさんが食べやすいように工夫された懐石料理のように見栄えの美しい食事をつくられます。私が排便によい食事について詳しくお伝えすると、半年後には、浣腸や摘便をしなくてもスムーズな排便ができるようになりました。

Bさんは下半身の麻痺でオムツに排泄しています。便秘でしたが、「排便チェック表」をつけるようになって、下剤の調節だけでスムーズに排便するようになりました。その後、「下痢になる」と言われたので、便の写真を送ってもらうと血便でした。すぐに検査をして、大腸がんが見つかりました。

地域で広がる POO マスターの役割

「暮らしの保健室なら」では、介護をしている友人や施設の介護職から、電話やメールで相談を受けています。そのとき、POOマスターとしてアドバイスをすると翌月には「改善した」と報告があります。

また、地域の小学校で養護教諭に排泄ケアの話をしたとき、「小児の排泄」についての相談がありました。発達課題や気づきにくい疾病を考慮して、小児科医と連携しながら相談を受けています。

POOマスターになってよかったと思うことは「排便チェック表」を通して、当事者も含めて関わる人の目標が一致するため、協力し合えることです。また、困難事例は、事例検討会で相談すると新たな気づきや知識が得られ、実践に生かすことができます。

POOマスターの活動は排泄ケアだけでなく、ほかの疾病の予防や早期発見にもつながります。これからの地域包括ケアにおいて、地域に暮らす全ての人々の抱える困難に向き合い、協力し合うPOOマスターの役割はますます広がっていきます。

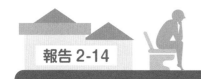

「患者に対するケア」を重視した 排泄ケアチーム "チームPOOP" の活動

藤森 正彦 ◦ Fujimori Masahiko

呉市医師会病院
大腸肛門病センター 副センター長
大腸・肛門外科 部長

呉市医師会病院は、198床の地域医療支援病院です。2010年に大腸・肛門外科を開設してからは、大腸肛門疾患の患者さんが増え、2014年には大腸肛門病センターを開設しました。

私は大腸・肛門外科の医師として、大腸肛門疾患（痔・裂肛・痔瘻・直腸脱など）の治療だけでなく、便秘・便失禁・下痢などの排便障害の治療も行っています。

排便障害の治療を行う中で、「患者のQOLを向上させるためには、薬剤治療・手術などだけでは不十分」と感じました。そこで排便障害に対するケアを学ぶために、POOマスター養成研修会に参加しました。

多職種連携による排便ケアチーム "チームPOOP"

排便障害に対して、当院では、医師・看護師・薬剤師・栄養士・理学療法士・放射線技師・検査技師・事務の多職種連携による「排便ケアチーム」（チームPOOP）を立ち上げました。それぞれの専門性を生かし、知識を持ち寄ることで、よりよい排便ケアを実践し、患者のQOL向上をめざしています。

そして、院外活動として、市民公開講座や老人会等へ出前講座などを通して、排便の重要性についての啓蒙や介護施設などの職員に向けての排便ケアの考え方や実践方法の指導も行っています。

現在は、成人に対してだけでなく、児童会での講演など、学童に対しての啓蒙や教育を行うことにも挑戦しています。

あらためて重要性を認識した「患者に対するケア」

自分もそうでしたが、多くの医師は「患者に対するケア」は不十分であると思います。

今回、POOマスター養成研修会を受講し、私は「患者に対するケア」を学ぶことができました。手術・薬剤などの治療だけでは不十分と感じていた部分を埋めることができ、さらに多職種と協働することの重要性をあらためて認識できました。

医師の中には、「たかが便秘」「年なんだから漏れても仕方ない」「便秘や失禁で死ぬことはない」などと、未だに排便障害を軽視する傾向があります。しかし便秘や便失禁などの排便障害は、QOLの低下を招くだけでなく、生命予後が不良になることもわかっています。また日常的によく見られる肛門疾患は、排便習慣の不良が原因となることがほとんどです。よりよい排便は、大腸肛門疾患の予防となるだけでなく、QOL・生命予後の向上も期待できます。

排便障害の悩みを解決する「チームPOOP」の活動

当院が行ったアンケート結果によると、排便障害の悩みを持っている多数の人が「どこに相談したらいいかわからない」と答えています。

そこで、当院では、羞恥心などさまざまな理由から病院に直接受診しづらい人が相談しやすいように、女性看護師（皮膚・排泄ケア認定看護師）による相談窓口を開設して対応しています。これも「チームPOOP」活動の一環として生まれたものです。

このような「チームPOOP」の活動で、当院は市内で排便障害が相談できる場所となってきています。今後は市内だけではなく、さらに県内に活動の場を広げていきたいと考えています。

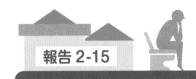

排便ケアを通して広がった
新しい総合的な治療（ケア）の世界

岩川 和秀 ● Iwakawa Kazuhide

医療法人社団 健生会 いそだ病院
大腸肛門外科 診療部長

私は、これまでは大腸肛門外科医として大腸がんや肛門疾患の手術を含めた臨床を行い、排便に関してはいわば便通コントロールといっても具体的には何もしてきませんでした。現在は外科医としての活動を少し縮小して民間の「いそだ病院」に異動し、多方面から排便ケアに関する活動を広げつつあります。当院は、一般病床41床のうち30床が地域包括ケア病床という地域に密着した小規模病院です。

POO マスター研修を受けた 3 つの理由

私が「POO マスター養成研修会」を受講した理由は、3つあります。

まず、排便ケアは多職種で取り組むべきものであり、医師としてどのようなアプローチをすべきか、医師以外の多職種の活動を学ぶことにより具体的なヒントが得られるのではないかと思ったことです。

2つめは、「おまかせうんチッチ」の活動内容を垣間見て、その行動力やアクションプランが参考になるのではと思いました。

そして3つめは、榊原千秋さんが私の第二の故郷である愛媛県宇和島市出身であり、なんとなく親近感も感じたことです。

病院で展開する 9 つの排便ケア

今、当院では以下の活動に取り組んでいます。

①病院の広報誌に毎月、「すっきり排便講座」として排便に関する記事を掲載しています。すでに連載9回になりました。

②多職種による排便ケアチーム「チームフローラ」を立ち上げました。

③POO マスターの研修を院内から4人が受講し、「チームフローラ」の活動として、院内共通の"便量スコア"を作成しました。

④ブリストルスコアと便量スコアを一緒に記載する院内（外来含めて）共通の"排便日誌"を作成し、使用開始しています。

⑤食物繊維と混ぜる多種類の飲食物との飲み合わせ表・食べ合わせ表の作成に向けて、「チームフローラ」のメンバー中心に多職種で試飲会を開催しました。

⑥人工肛門を有している患者さん対象のストーマ専門外来を立ち上げました。

⑦毎週火曜日に便秘専門外来を立ち上げました。

⑧福山市の各地区自治体主催の集会「生き生きサロン」での講演を登録しました。しかし、2020年10月現在、新型コロナウイルスのため中断しています。

⑨全国で650施設の導入実績のある腸内細菌フローラ検査「MyKinso」を導入しました。

POO マスターになって新たな分野が開けた

これまで医師として手術や薬剤のことしか考えてきていませんでしたが、POO マスター研修後からは排便ケアを通して患者の立場や背景を考えたり、多職種の立場や考え方を一緒に取り入れることにより新しい総合的な治療（ケア）の世界が広がりました（新たな分野に足を踏み入れたような感じがします）。

今後は院内から関連施設、そして地域へとチーム活動の輪を広げ、POO マスター相互の交流も広げていけたらよいかと思っています。

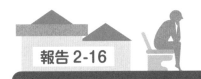

「暮らしの保健室」から始まる 地域に向けての"おまかせうんチッチ"

杉本 みぎわ ○ Sugimoto Migiwa

暮らしの保健室 in 若松　代表
福岡女学院看護大学 実習指導教員

　私は現在、看護大学の実習指導教員をする傍ら、北九州市若松区にある空き家を活用して、「暮らしの保健室 in 若松」（以下：保健室）を主催しています。

　「こみねこハウス」というセカンドネームをつけたこの保健室での活動を通して、医療・介護・福祉の現場で働く人たちが地域に出ていき、生活している人々と触れ合うことによって、医療・介護の重度化を防ぐこと、そして、できるだけ最期まで住み続けることができる地域づくりを仲間たちと模索しています。

● 「暮らしの保健室」の昼食は"腸活メニュー"

　月に一度の保健室開催日には、昼食を提供しています。そこで私は、皆で食べることの大切さ、食への興味が地域づくりにとって大切なポイントであることを感じました。

　保健室を運営するボランティアの職種はさまざまですが、訪問看護師が4人いて、みんなでPOOマスターの研修を受講しました。受講後もお互いに取り組みを共有して、保健室での昼食は常に"腸活メニュー"となり、発酵食品、特に麹を使った料理を必ず提供するようになりました。

　また、夏休み企画として、地域の子どもたちに向けて寺子屋塾を開催し、絵本やカルタを用いながら「うんこの話」をお話ししました。

● 訪問看護や病院で活動する POO マスター

　保健室での活動のみならず、メンバーはそれぞれ、訪問看護の現場においてPOOマスターで学んだマッサージを実践し、実績を積み重ねています。

　訪問看護ステーションの管理者をしているメンバーは、さっそく職員に向けて所内の研修を行い、それぞれの実践につなげる努力をしています。その結果、「排便マイナス3日で座薬や摘便」といったケアが減り、自然排便が期待できるようになったと、うれしい報告を聞きました。

　また、皮膚・排泄ケア認定看護師（WOCナース）で病院外来勤務のメンバーは、勤務先の病院で外来患者にわかりやすいように機関紙の発行も行い、「排便チェック表」の普及にも務めています。

● 高齢者だけでなく、子どもたちにも排便ケアを

　私が「POOマスターになってよかった」と思ったのは、まず自分自身の体調を食事の内容と排泄の状況でアセスメントできるようになったことです。

　「食べること」「出すこと」は生きる上での基本であり、それは医療というより生活です。生活の視点から利用者の体調をアセスメントできる"おまかせうんチッチ"の活動は、これからの地域において、とても重要であると、あらためて思います。

　今、高齢者はもとより、幼児や小児においても「便秘が多い」と聞いています。POOマスターとして、今後は保健室活動において、子どもの親たちへの排便ケア普及のための講座を開くなど、地域への働きかけをしていきたいと思っています。

　個人的には、幼稚園で働く知人数名に絵本『そのときウンチはどこにいる』（23ページ）を進呈しました。子どもたちがワクワクしながら自分のウンチを見て観察できるようになったら嬉しいです。

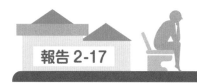

「利用者中心」の考えがつながる POOマスターの活動に注目して

馬場 美代子 ● Baba Miyoko

一般社団法人ライフナビゲート
在宅看護センター佐賀ほっこり
訪問看護師

「利用者の思いを中心にする」理念がつながって

当事業所名の「ほっこり」は、「ほ（hospitality）思いやり、真心をもって」「つ（two-way communication）双方向の意思伝達」「こ（core）利用者様を中心とした」「り（recreation）休養と気分転換をお届けする」という理念から名付けられました。

「内服や浣腸などに頼らない利用者中心のスムーズな排泄を実現したい」と思っていた私は、POOマスターのことを知り、「排便ケアを学び直そう」と考え、POOマスターの研修を受講しました。

POOマスターの訪問看護師ができること

今、POOマスターとして訪問看護利用者の排便コントロールがスムーズにできるようになることをめざしています。そのときに大切なのは本人および家族と一緒に考えながら実践することです。「今まで便秘なんてしたことがない」と言う人から、「ずっと便秘だった」と言う人までさまざまですが、まず「排便チェック表」を付けていただきいて、アセスメントをすることからケアにつなげています。

当事業所はグループホームにも訪問しています。入居者の排便コントロールについては、グループホームの介護職の方に、排便のことを理解してもらうように、入居者ごとに下剤や玄米パックの使い方、腹部マッサージの方法などお伝えしています。排便コントロールが順調にいくと、認知症があってケアに対して強い拒否があった方への対応がうまくいくようになり、安心してケアに取り組めるようになっています。

"おまかせうんチッチ"で地域をよくしたい

今、職場や介護施設のスタッフにPOOマスターへの挑戦を提案しています。佐賀では私を含めて3人のPOOマスターがおり、同じ思いをもって活動してくれる仲間づくりも続けています。

また、定期的に開催されている"おまかせうんチッチ"のWeb事例検討会に参加し、事例や榊原さんのアドバイスから学びを得るとともに、全国のPOOマスターとの情報交換も行い、研鑽に励んでいます。

榊原さんと「ややのいえ」のスタッフの皆さん、そして全国のPOOマスターとの出会いは、私の大きな財産です。POOマスターの学びは、排便のことで苦しんだり、困ったりしている方を助けるのにとても役に立っています。「まだまだそのような方が地域にいる」と思いながら、出会った1人ひとりのケアも大切にしてPOOマスターの活動を広めていきたいと思います。

さらに、地域の人々の排便の困りごとに対応できるような"地域づくり"にも取り組んでいきたいと思っています。そのためにPOOマスターの仲間が増えるよう、多職種連携の場でアピールしていこうと考えています。今後開設予定である看護小規模多機能型居宅介護の事業所を多職種も集える「地域の"おまかせうんチッチ"活動の拠点」としていく予定です。

地域住民の皆さん、地域包括支援センターや連携している事業所の多職種の方々に呼びかけて、排便で困っている人々が少なくなるようにスムーズな排便の実現に関わり、その結果、地域がよくなっていくように活動していきたいと思います。

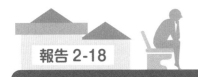

"診療所の看護師"として
排便ケアでできることを追い求めて

坂本 悦子 ○ Sakamoto Etsuko

医療法人フロネシス
まつもと在宅クリニック
看護師

● 院長から「POO マスター」を紹介されて……

私は、熊本市内の在宅療養支援診療所で看護師をしています。当院の患者は、乳児から100歳を超える高齢者と幅広く、認知症・終末期・医療依存度の高い方などさまざまなケースを対象としているため、排便コントロールにおいても悩みを抱えている方が多くいます。また、訪問看護師や施設のスタッフの方から排便に関する相談をよく受けます。

POO マスターを知るまでの私は、内服薬の指示を受けて対応することしかできていませんでした。あるとき、院長から「診療所の看護師として、もっとできることがあるのではないか」と問われ、そのとき POO マスターのことを教えていただき、『おまかせうんチッチ』の臨時増刊号を紹介されました。読んでみると、食事の工夫、排泄時の姿勢、マッサージの方法、ツボなど教科書には載っていなかった薬に頼らない実践的な看護技術が掲載されていて大変興味をもちました。

● POO マスターになって得られたさまざまな学び

院長の後押しもあり、福岡・小倉での5日間の「POO マスター養成研修」を受講し、2019 年に POO マスターになることができました。

POO マスターとなり、まず介護施設のケアスタッフや、他のクリニックの看護師との勉強会を重ねるとともに、困っていることの相談会を実施しました。回数を重ねる毎に、話題は排便の問題だけではないことも多々あり、あらためて研修で習った「その人を知る」という大切な部分を学び直すことができました。

「その人を知る」ためには信頼関係を築けないと、なかなか本音を引き出すことはできません。研修や勉強会などで、「ゆっくり時間をかけて、マッサージをしながら、患者の話を聞く時間が信頼関係の構築にとても大切だ」ということも学びました。

また、勉強会等で他の施設や訪問看護ステーションの方と接点を持って顔なじみになることで、ちょっとしたことでも気軽に相談できる関係性が築け、何か起こったときに、連携がとりやすくなることにも気づきました。

POO マスターの研修で学ぶことの1つに、「排便チェック表の記入とその評価」があります。とてもわかりやすく、実践的な内容でした。介護施設などでブリストルスケールを活用し、便の量の記録や評価を統一することはとても難しいのですが、「排便チェック表」のスケール・アセスメント表を活用することで、客観的に評価がしやすくなることがわかりました。

● 看護や POO マスターの仲間を増やしていきたい

2020 年 10 月現在、熊本には4人の POO マスターがいます。まずは、この4人で、排便ケアの研修やイベントなどを実施していけたらと考えています。これからも、なるべく多くの患者の排便に関する悩みを本人と一緒に考え、さらに看護の仲間や POO マスターの仲間を熊本に増やし、地域のさまざまな悩みを解決の方向に持っていけるよう努力したいと思っています。

POO マスターの研修は、看護師としての私に自信と強みを与えてくれました。「排便のことで悩んだら、私に相談してください」と自信をもって言えるよう、もっと自己研鑽を重ねていかなくてはと思います。

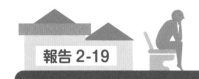

田上記念病院（鹿児島県鹿児島市）

POOマスターの作業療法士として病院で取り組んでいること

中川 朋子 。Nakagawa Tomoko

医療法人春風会
田上記念病院 看護部
ノーリフティングケア指導員／作業療法士

田上記念病院は「地域に密着したトータルで良質の医療・介護サービスを提供する」を基本方針とし、法人は訪問看護ステーションや介護保険施設など広く慢性期医療から介護福祉サービスをカバーしています。

私は当院の作業療法士ですが、リハビリテーションを行うのではなく、ノーリフティングケア指導員として病棟で介護職員と一緒に仕事をしています。お互いの身体に負担をかけないような身体の使い方や、患者のケアを高めていくためにポジショニングやおむつの適切な当て方などを伝えています。

「患者さんの排便を何とかしたい！」

患者や家族と関わる上で、切実な問題が「排泄動作」でした。そこで「排泄に必要な動作」「福祉用具」「おむつ」についての知識を深めてきました。

それでも介護職員から聞かれる言葉は「おしっこはいいけど、便が出たときが困る」という内容でした。しかし、その当時の私は「便秘になれば下剤を使用するし、経管栄養では泥状便や水様便になるのは仕方がない」と思い込んでいました。

そのような日々が続いている中で、友人から「POOマスター」のことを紹介されました。そして、雑誌の記事で排便ケアに特化した「POOマスター」という言葉を頻繁に目にするようになりました。「病棟の患者さんの排便を何とかしたい！」と興味をもったのが、私がPOOマスターに取り組む始まりでした。

POOマスターの実践で減ってきた下剤の量

私は看護師が行う排便処置はできませんが、おむつ交換を通じて患者の排便状況をチェックしています。日々の「便が出た」「便が出ない」という点ではなく、「排便チェック表」をつけることで、排便の量や質、同期といった排便状況が"線"となって把握することができます。そして、緩下剤の種類を確認して排便状況を伝え、緩下剤の調整をしてもらうこともあります。

寝たきりの患者は身体が硬くなっているので、腸の動きがよくなるように体幹の回旋を促す体位変換をしっかり行い、お腹が柔らかくなるようにマッサージをしています。

このような取り組みを通じて、少しずつですが、患者が服用する下剤の量は減ってきています。今後、普通便に変わっていくことを期待しています。

気持ちよい排便で笑顔があふれる地域をめざして

POOマスター研修を受講したとき、私以外は看護職でした。研修は5日間のプログラムですが、5カ月間にわたって行われるので、1〜2日目の受講で学びを得た看護師さんが学んだことを訪問看護で実践され、3〜4日目の研修のとき、「下剤を使わなくても、利用者さんが気持ちよく排泄できた」と話されているのを聞き、私自身、明るい気持ちになりました。

便秘で困っている人は、まわりにたくさんいます。私もPOOマスターとして情報提供をすることで、患者本人はもちろん多職種1人ひとりが自分自身の食事、排便状況など便について興味を持ってほしいと思います。排便しやすい姿勢や身体づくりに取り組んで「気持ちよい排便ができ、すっきりした笑顔があふれていく地域にしていきたい」と考えています。

おわりに

　大便って「大きな便り」！　トイレは「お便り所」！
と、辨野義己先生からお聞きしたときは心が躍りま
した。腸内細菌学・微生物分類学がご専門の辨野先
生とのご縁は、2015年に"おまかせうんチッチ"
発足時に開催したイベント「レッツうんこコミュニ
ケーション」の講師としてお迎えして以来です。
「おもしろいことやってるね〜」「特別顧問になる
よ」とのお話をいただき、当初からPOOマスター
を応援してくださっています。私たちが大切にして
いる「毎日うんちを確認すること」は「健康づくり
であり、健康長寿100歳をめざす"はじめの一歩"

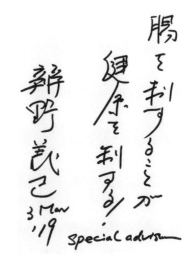

である」と、辨野先生に太鼓判をいただいています。辨野先生にいただいたサイン（写
真）を、私は今でもときどき見返し、このときの気持ちを忘れないようにしています。

　「排便ケアをどうにかしたい」と思い始めてから早30年が経ちました。介護保険が
始まり、在宅ケアの現場で保健師としてのアイデンティティを見失いそうになった頃、
「自分自身を取り戻したい」と思い、私は金沢大学大学院医学系研究科に入学しました。
2007年に博士課程に進み、塚崎恵子教授のもと、「排便ケア」をテーマにした研究に取
り組みました。

　その当時から、便秘の要介護高齢者が下剤によって軟便になり、便失禁を発症してい
るなどの課題は明らかになっていましたが、「科学的根拠に基づいた排便障害への看護
介入」は欠如していて、現場スタッフのアセスメントの知識やスキルも十分とはいえな
い状況でした。2008年4月から2009年3月の1年間、大学院の研究の一環として3
つの老人保健施設に介入させていただきました。そこで排便ケアのリーダーを養成した
のち、そのリーダーたちに各施設で「排便ケア」のアクションを実践していただきまし
た。その結果を、2011年に論文として発表して生まれたのが、現在の「POOマスター
養成研修会」です。

　POOマスターとして認定された方は、2020年度末には400人を超えます。「POOマ
スター養成研修会」が始まったばかりの頃、本書の前身となる『コミュニティケア
2018年11月臨時増刊号』で"おまかせうんチッチ"を取り上げていただいたことが弾
みとなり、2020年3月までに、北海道から九州まで12カ所で計22回の研修会を開催

させていただきました。

　徳島で開催した「POOマスター養成研修会」には、在宅医の笠松哲司先生が参加してくださいました。笠松先生に｜この研修会は"排便ケア"だけじゃないよ。"コミュニティケアのプロフェッショナル"を養成していることを、ちゃんと伝えていったほうがいい」と言葉にしていただいたことはとても励みになりました。

　新型コロナウイルス対策として、2020年4月からは、新しいスタッフとして"BENジャミンT"こと寺井紀裕さんを迎えて、「POOマスター養成研修会」のオンライン化にチャレンジしました。全国どこからでも参加できるWEB開催のスタイルは気軽に参加でき、4月から6回の研修会を開催できました。そして、POOマスターの養成を含む"おまかせうんチッチ"の活動は、これまでも一般の人も対象にした「POOカレッジ」やPOOマスター同士の「WEB事例検討会」、そしてオフィシャルショップでの商品開発など、全国のPOOマスターの皆さんと共に進化してきました。

　0歳から最期の日まで病気になっても障がいになっても「気持ちよくうんちできる」ことを当たり前にするためには、「わたしのまちのPOOマスターは〇〇さん」というくらいPOOマスターの存在が身近であることが求められます。1人のPOOマスターが関わる人数は20人が理想で、POOマスターの所属が予想される病院・施設・訪問看護ステーション・地域包括支援センターなどの活動場所から推計すると、なんと400万人のPOOマスターが必要になります！　POOマスターの仲間をもっともっと増やしていきたいと思います。

　本書の編集では、多くの人のお世話になりました。"おまかせうんチッチ"の活動をさまざまなところで紹介してくださったPOOマスターの仲間たち、「ややのいえ」のご利用者さんと仲間たち、POOマスターのテキスト『おまかせうんチッチ　MY own UNKO BOOK』を世に出してくださった図書出版木星舎の古野たづ子さん、そんな皆さんの熱意を感じて1冊の本にまとめてくださった編集者の望月正敏さん。2017年12月に東京で開催された「POOマスター養成研修会」で望月さんと受講者が未来のPOOマスターのアクションを語り合ってから、『コミュニティケア臨時増刊号』が生まれ、それがきっかけになり、絵本『そのとき うんちは どこにいる？』が生まれ、そして本書が生まれました。皆さまに心から感謝申し上げます。

2020年12月

うんこ文化センターおまかせうんチッチ

榊原 千秋

※本書は、月刊『コミュニティケア』2018年11月臨時増刊号『気持ちよく出す！「お
まかせうんチッチ」』（榊原千秋 編）の内容をもとに、本文の大幅な加筆・修正を加えて
書籍として発行したものです。

COMMUNITY CARE MOOK

"おまかせうんチッチ"で実現する
気持ちよく出す排便ケア

2020年12月15日　第1版第1刷発行　　　　　　　　　　　〈検印省略〉

編　　集　　榊原 千秋

発　　行　　株式会社 日本看護協会出版会
　　　　　　〒150-0001 東京都渋谷区神宮前 5-8-2 日本看護協会ビル 4 階
　　　　　　〈注文・問合せ／書店窓口〉TEL/0436-23-3271　FAX/0436-23-3272
　　　　　　〈編集〉TEL/03-5319-7171
　　　　　　https://www.jnapc.co.jp

装丁・デザイン　新井田清輝
表紙装画　　鈴木真実
本文イラスト　鈴木真実／木星舎
印　　刷　　三報社印刷株式会社

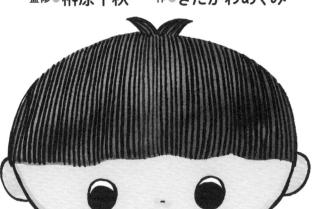
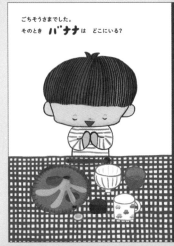
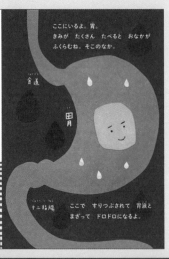